肩こりは10秒で治る

佐藤青児

祥伝社黄金文庫

本書は、２０１３年9月、小社から単行本で刊行された
『肩こりは10秒で治る』を加筆・修正し、文庫化したものです。

まえがき

みなさん、はじめまして！　佐藤青児《さとうせいじ》です。愛知県春日井《かすがい》市で歯科医院を開業していました。

歯医者の僕が、なぜこうして肩こりの本を書いたのか、みなさんは不思議に思われるかもしれませんね。

僕は、長年にわたって口腔《こうくう》の健康に携《たずさ》わるうちに、口腔が体全体に大きな影響をおよぼすことを知りました。そして口腔を入口とする体の構造を探っていくと、驚くべき方法で肩こりが解消することを発見したのです。

それは、おそらくみなさんが常識だと思っている方法の真逆と言えるものです。

僕が発見した肩こり解消法とは……、

肩の筋肉を「ゆるめる」こと。

「なんだ、当たり前じゃん！」と思われたでしょうか？　いえいえ、筋肉をゆるめるというのは、揉《も》みほぐすこととは違います。ストレッチでもないのです。

多くの人にとって、肩こりは肩揉みやマッサージ、指圧などによって揉みほぐすのが「常識」ですよね。でも、これらの方法では「揉み返し」が来たり、またすぐ肩こりになったりして、根本的な解決にはなりません。

僕が発見した肩こり解消法なら、揉まずに、押さずに筋肉をゆるめることができます。しかも、たった10秒から数十秒ですぐに筋肉が〝ふにゃふにゃ〟に柔らかくなり、繰り返し行なうことで肩こりとは無縁の体に近づいていきます。

この「常識はずれ」の方法を、僕は全身に応用がきくように発展させて、2000年ごろから全国の無料講習会などで広める活動を始めました。本書では、それを「筋肉をゆるめる方法」、略して「筋《きん》ゆる」と呼んでいます。

「筋ゆる」をすると、肩こりと同時に頭痛や耳鳴りなども解消されます。人によっては、花粉症や不眠が改善する場合もあります。さらに、「シワがなくなった」「小顔になった」「目が大きくなった」といった美容効果も多数報告されています。これらの「筋ゆる」効果が話題となり、近年、いくつもの雑誌やテレビ番組などに取り上げられるようになりました。

本書では、この「筋ゆる」を「セルフケア」の形で紹介しています。肩こりに効果的なメソッドはもちろん、腰痛や目の疲れ、脚のむくみなどいろいろなお悩みに対応したもの、さらにシワがなくなる美容メソッドもあるので、お楽しみに。

つらい肩こりを放っておくと、頭痛や耳鳴り、目まいや吐き気なども併発しかねません。ぜひ、これまでの常識を頭から取り払って、「筋ゆる」で筋肉を〝ふにゃふにゃ〟にゆるめましょう！　そしてこの「筋ゆる」の効果が少しでもあったのなら、本書を何度も何度も繰り返して読んでください。きっと「常識」が変わり、どんどん効果が上がっていきます。「なんだ、そんなことだったのか」と、腑《ふ》に落ちた時、劇的な変化があなたに訪れるでしょう。

目次

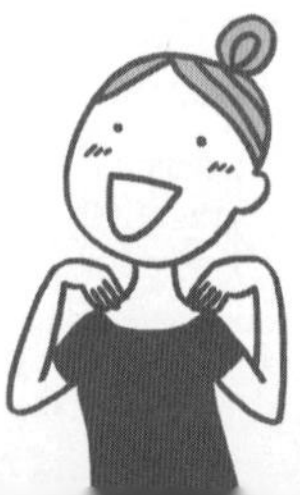

第2章 1日10秒、「筋ゆる」で肩こりを遠ざけよう……45

第3章
体の「腔《くう》」を広げて肩こりを予防しよう……65

第5章

全身を"ふにゃふにゃ"にしてハッピーになろう

さとう式で全身の悩みが解決

装丁 フロッグキングスタジオ
イラスト 坂木浩子
編集協力 伊藤あゆみ

第1章

あなたの肩こり対策、間違っていませんか？

その肩こり、知らなきゃ一生治らない

1日の仕事を終えると、無意識に肩を触っていることはありませんか？

重い鞄《かばん》を持ち、営業に回る人。

クーラーの効いた会社で、ずっと机に前かがみで座っている人。

料理に掃除にと、ずっと立ちっぱなしで家事をしている人。

気がつくと、肩や首はガチガチに固まってしまい、頭痛にまで発展してしまう、という人も多いかと思います。

日本人の大人の3分の2はこの「肩こり」に悩まされています。そしてその大半の人は、肩こりを解消させる本当のメカニズムを知らず、永遠にそのこりとともに生活し続けてしまうのです。


みなさんは、肩がこったときにどのように対処していますか？

おそらく、「自分の手で肩を揉んだり押したりする」と言う人が多いと思います。

あるいは、プロのマッサージ師に揉んでもらったり、マッサージグッズを使って押したり叩いたりすることもあるでしょう。

では、そうやって自分の手や人の手、道具を使って揉んだり押したりしたことで、肩こりはなくなりましたか？

……答えは「NO」、ですよね。揉んだり押したりした直後は、肩が軽くなったような感覚があるかもしれませんが、しばらくするとまた肩がこってきて、何度も何度も、揉んだり叩いたりを繰り返さなくてはならなかったはずです。

かく言う僕も、高校生のころから肩こりがひどく、そこらへんにある棒や椅子の角などを当ててはグリグリ、グリグリとマッサージをしていたものです。その瞬間は「あ～気持ちいい！」となるのですが、しばらくすると痛みがぶり返してきます。それどころか、もっと痛みがひどくなることもありました。だから、グリグリする、痛くなる、またグリグリする……とひたすら繰り返していたのです。

大学の医局に入ってからも、肩こりはひどくなる一方でした。ベッド上の患者さんに対応するときは、無理な体勢になることが多く、肩こりに加えて腰痛も発症してしまいました。自分でマッサージするだけでは耐えられず、マッサージ店に通ったりもしました。「医者の不養生《ふようじょう》」とはよく言ったものです。

そんな僕ですが、十数年前に肩こりとサヨナラをすることができて、今は「こり」と無縁の体です。僕の肩を触ると、みなさんビックリなさいます。ぐにゃぐにゃとしたすごく柔らかい状態だから。僕は特別運動するわけでも、生活スタイルを変えることもなく、肩こりを解消することができたのです。そうなったきっかけは、歯科医師として顎関節症《がくかんせつしょう》の治療に携《たずさ》わったことでした。

肩を触らなくても、筋肉はゆるむ！

なぜ歯科医の僕が「肩こり」を研究するようになったかお話ししましょう。

顎関節症という病気をご存じでしょうか。咀嚼筋《そしゃくきん》が硬直することで顎が動きにくくなる病気です。顎を動かすと痛みが出て、咀嚼や発語に支障が出ます。多くの人がこの病気で苦しんでいますが、原因も治療法も確《かく》たるものはありません。顎関節症の一般的な治療は、噛《か》み合わせの調節や、顎の力を分散させるためのマウスピース装着。そして開口訓練や硬くなった咀嚼筋をゆるめるためのマッサージなどがあげられます。

　１９９６年に歯科医院を開業して以来、僕はおおぜいの顎関節症の患者さんに咀嚼筋のマッサージを指導してきました。ところが、なかにはマッサージをすると悪化する患者さんもいます。僕は「なんでだろう？」と不思議に思いながら、揉む力をなるべく弱くするようにすすめていました。

　すると、そういう患者さんたちは、力を弱くすればするほど改善することがわかったのです。僕はハッと気づきました。

「こり固まった筋肉をゆるめるためには、弱い刺激のほうが効果的なんだ！」と。

　それからは、顎関節と全身の筋肉の構造、筋肉と*リンパ間質《かんしつ》液（体液）の関係、脳への伝達回路などについて研究を重ね、揉まずに筋肉をゆるめる方法を試行錯誤

*リンパ間質液とは血管外、リンパ管外の体液のことで、間質液、組織液とも言われる。一般的に言われるリンパとはリンパ管内のリンパのことが多いが、ここではリンパ間質液と管内リンパは明確に区別している。ただし、どちらとも血管から染み出た血漿《けっしょう》成分であるという点で、本態は同一。リンパ間質液の90パーセントは水分や水に溶ける老廃物となって、毛細血管に再吸収され、残りの10パーセントがリンパ管に流れ込み、管内リンパに移行する。

しました。そして十数年前に「耳たぶ回し」というメソッドを開発したところ、「顎関節症だけでなく、肩こりなどさまざまな症状を緩和《かんわ》する」と評判になりました。これをきっかけに、独自の「筋ゆる」を確立して、全国で講習会を行なうようになり、マスコミにも取り上げられるようになったのです。

耳たぶを回すと、咀嚼筋だけでなく、一見関係なさそうな肩や首の筋肉もゆるみます。「耳たぶ回し」の他にも、直接患部に触らず、あるいはわずかに触れるだけで症状を緩和する方法はいくつもあります。僕は、それを自分自身に施《ほどこ》すことで、あんなにひどかった肩こりとサヨナラできたのです。

「肩に触りもしないで、本当に筋肉がゆるむの……？」

こう思われた方もいるでしょうね。たしかに、僕の提唱する方法は、従来の肩こり対処法とはまったく違うアプローチなので、疑わしく思われるのも無理はありません。でもこの方法で実際に肩こりが治ったという声が数千件以上も寄せられているのです。その疑問には、おいおい答えていきましょう。

なぜ肩はこるのか

そもそも、「こる」とはどういう現象なのでしょうか？

筋肉というものは、本来、適度に動かすことで伸び縮みを繰り返す、柔軟性のあるものです。しかし、筋肉がギュッと収縮しっぱなし、あるいはグーッと伸展しっぱなしだと緊張状態になり、ガチガチに硬くなって動かなくなってしまいます。

「こり」とは、このように筋肉が緊張したまま動かなくなった状態のことです。

詳しくはあとで説明しますが、筋肉が動かなくなると、老廃物が排出されなくなり、筋肉がパンパンに張って筋膜《きんまく》（束になった筋肉を包んでいる膜）を刺激します。この刺激が神経を伝わって痛みになるのです。

では、「肩こり」をもたらすものはなんなのでしょう？

それは、僕たちの体の構造に起因します。

人間は、体のてっぺん、細い首の先に頭を掲《かか》げて歩いていますよね。人間の頭の重さは体重の約10パーセント。60キログラムの人であれば6キログラムの重さとなります。6キログラムといえば、ボウリングの球ほどありますから、相当な重さです。その重い荷物を、僕たちは主に首の骨と筋肉の力で支えています。

ちょっと体を真横から見てみてください。首の骨は、体のまんなかよりもかなり後方寄りについていますよね。そんな後ろにある細い首骨で重い頭を支えられるわけがないのです。

そんな重い頭を支えているのは、首の前側の筋肉です。下あごについている前頸《ぜんけい》筋《きん》（舌骨上筋群《ぜっこつじょうきんぐん》と舌骨下筋群《ぜっこつかきんぐん》）によって、僕たちは頭を支えられているのです。この前頸筋は首の中に筒を作って、前壁と後壁で頭を支えてくれています。前頸筋が頭を前に引っ張ることにより、全身前かがみのような姿勢になりやすいのです。

つまり前頸筋のおかげで無事立っている僕たちですが、この筋肉が頭を引っ張ってしまうと、首が前方に倒れ姿勢が悪くなります。具体的に言えば、肩が内側に丸まって猫背になり、胸郭《きょうかく》が潰《つぶ》れます。実際、肩を内側に巻き込んでいる人が、日本人にはとても多いと感じます。

その姿勢だと、胸にある大胸筋は収縮し、反対側にある僧帽筋《そうぼうきん》が、無理やり引っ張られます（21ページのイラスト）。僧帽筋が引っ張られたままになると、リンパ間

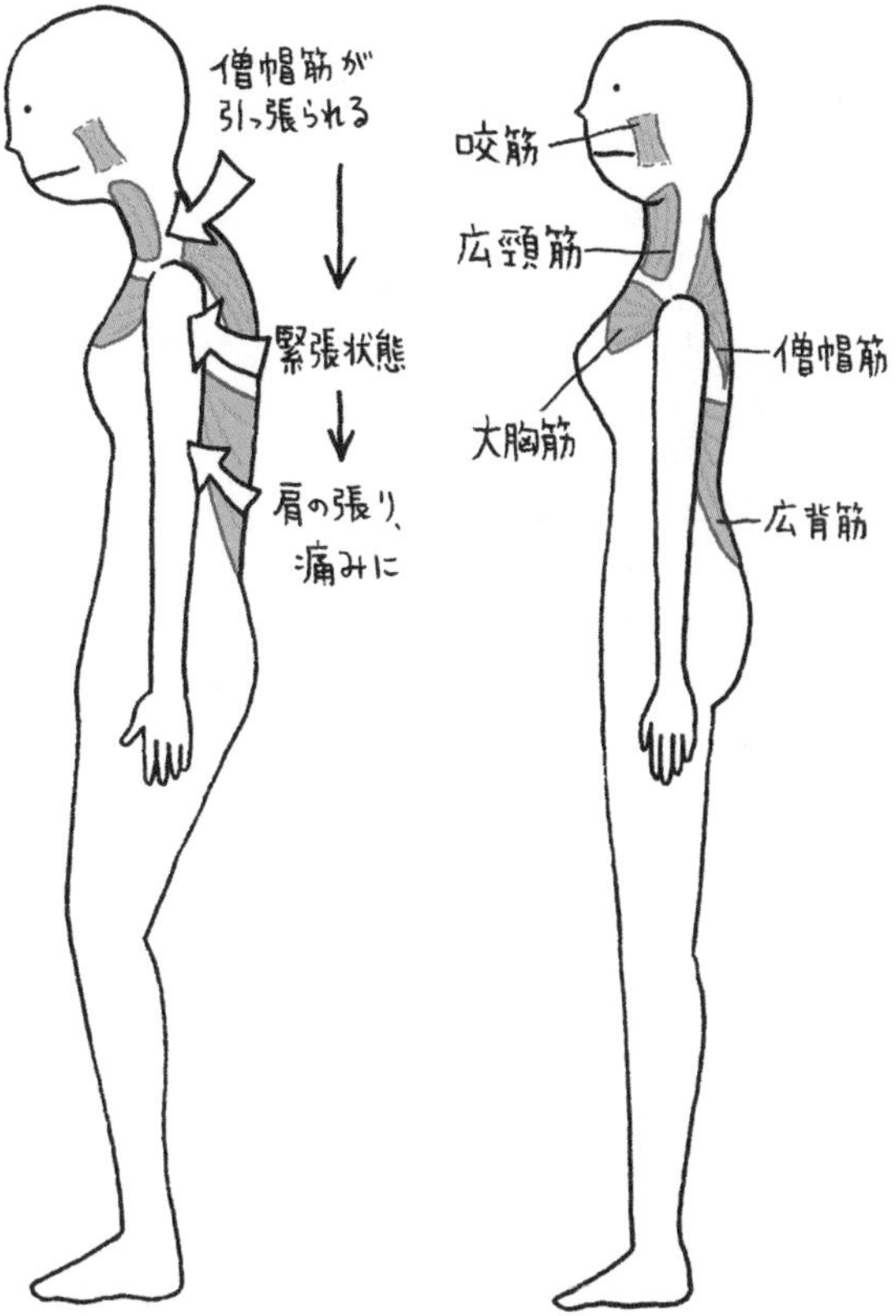

肩がこりやすい姿勢

肩がこりにくい姿勢

質液の交換ができずに老廃物がたまり、筋肉の中の圧力が高まります。内圧が高まると筋肉は張った状態になり、肩に張りや痛みを感じるようになる。これが肩こりの正体です。

肩の筋肉は「ひきこもり君」

肩こりの正体がわかったところで、「じゃあ、僧帽筋をどうにかすればいいのね」と思われたでしょうね。ところが、話はそう簡単ではありません。肩の張りや痛みの主な発信源は僧帽筋ですが、そこだけにアプローチしても「こり」は解消しないのです。

僧帽筋は、体の後ろ、肩から背中をおおう三角形の筋肉です。この筋肉は、体の前、胸の上部をおおう大胸筋と拮抗《きっこう》しています。また、首の前にある前頸筋や広背筋とも拮抗しています。筋肉というものは、必ず端が他の筋肉や骨につながっていて、拮抗して動いているのです。

先にお話ししたとおり、重い頭を支えるために前頸筋と大胸筋は働いていますが、疲労すると収縮してしまいます。それらに拮抗している僧帽筋は、双方向からグーッと引き伸ばされています。重たい頭が倒れないように、僧帽筋はグーッと引っ張られているわけですから、緊張しっぱなしになります。そこにねじれが加わると、動かなくなってしまうのです。

たとえて言うなら、僧帽筋は、大胸筋というお父さんと前頸筋というお母さんに両手を引っ張られて動かなくなった子供です。動けなくなった子供……、「引きこもり君」のようなものですね。ひきこもって動かなくなってしまった子を、周りの大人たちはなんとか動かそうと引っ張ったり命令したり、ときには叩いたりします。でも、無理やり外へ出そうとすると、「ひきこもり君」はますます自分の部屋に閉じこもってしまいます。

ひきこもり君だって、本当はみんなの役に立ちたいと思っているはずです。でも、人に無理やり引っ張り出されるのはイヤなのです。そんなひきこもり君が社会に出るためには、みずから出たくなるように促《うなが》すしかありません。

人と話すのは苦手でも、パソコンやゲームだったら得意。人と関わりたくないなら農業だったらできるのではないか……、というように、その子が本来やりたいこと、できることのほうへ促せば、ひきこもっていた子もどんどん動き始めます。

筋肉も同じです。本来の柔軟性とポジションを取り戻してあげれば、自然と本来の役割を果たそうと動き始めます。でも、ガチガチにこり固まっている状態では動くことができません。そのうち痛みが発生すると、動かすのがつらくなり、まさに「ひきこもり」状態になってしまいます。

お父さんとお母さんは、ひきこもり君に問題があると思っているけれど、実は親のほうに問題がある……というのはよく聞く話ですよね。僧帽筋というひきこもり君の場合も、お父さん、お母さんが両手を引っ張り合うのをやめなければ、いつまでたっても動けません。

つまり、「こり」がある部分だけにアプローチしても、肩こりは解消しないのです。

「水が流れる」筋肉とは？

ところで、筋肉がガチガチに硬くなると何が一番問題だと思いますか？

それは、体の中で「水」が流れなくなることです。僕たちの体は、60パーセント以上を水分が占めていて、この水が常に循環しているかどうかが、非常に重要なのです。

体には、血管とリンパ管がくまなく巡っていて、水の運搬をしています。同じように血管とリンパ管の間、細胞と細胞の間にも体液が流れています。前述したように、この体液をリンパ間質液と呼びます。

このリンパ間質液は、血管から染み出た酸素と栄養素を含む体液で、細胞にこれらを運び、また細胞から排出された老廃物を毛細血管やリンパ管に運ぶ役割をもっています。この体液（リンパ間質液）＝水を循環させるのが筋肉のポンプ活動です。

筋肉は、収縮と弛緩《しかん》を繰り返すことで、ポンプのように体液を取り込んだり吐き出したりしています。そうすることで、必要な栄養素と酸素を取り入れ、疲労物質などの不要な老廃物を排出しているのです。この筋肉のポンプ運動が、体中の「水」の循環を促しています。

ただし、これは筋肉が本来の柔軟性を保っている場合の話。筋肉が硬くなっている場合はどうなるか、おしぼりを例に説明しましょう。

おしぼりをギュッと固く絞《しぼ》ると、水がジュワーッと出ていきますよね。その硬い状態のまま水に浸《ひた》しても、ほとんど水を吸収しません。ねじれを解いてゆるめれば、スポンジのようにたっぷり水を吸い込みます。

筋肉も同じで、硬くこり固まった状態では、体液（リンパ間質液）を十分に吸収することができません。新しい水が入ってこないということは、老廃物を排出することもできないわけで、疲労物質がたまっていきます。これが、筋肉の「こり」を助長する循環障害です。

循環障害とは、たとえるなら家の中で下水が詰まっているようなものです。下水が流れないのに上水道からどんどん水を入れたら、家の中が水であふれてしまいますよね。

下水の流れが良く、さらに水道からザーっとキレイな水が流れていれば、下水は詰まらないし、キレイなままです。たっぷりの「水」を循環させることが大切なのです。

人体の場合は、「詰まり」を治すのはそう簡単ではありません。先の「ひきこもり君」の例でお話ししたように、局所的に叩いたり揉んだり押したりしても、周囲が変わらなければ解決しないのです。

硬いおしぼり

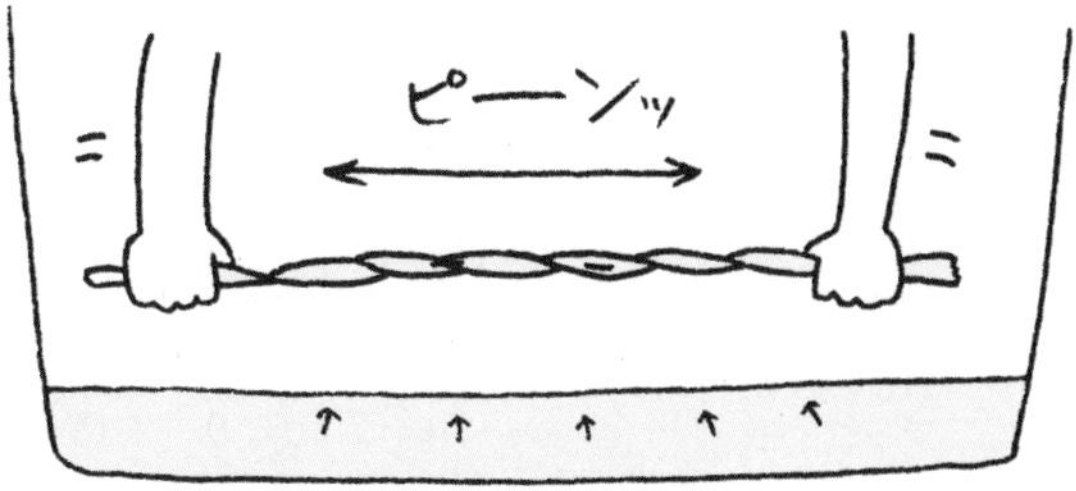

水分が入り込むスキ間がない

ゆるんだおしぼり

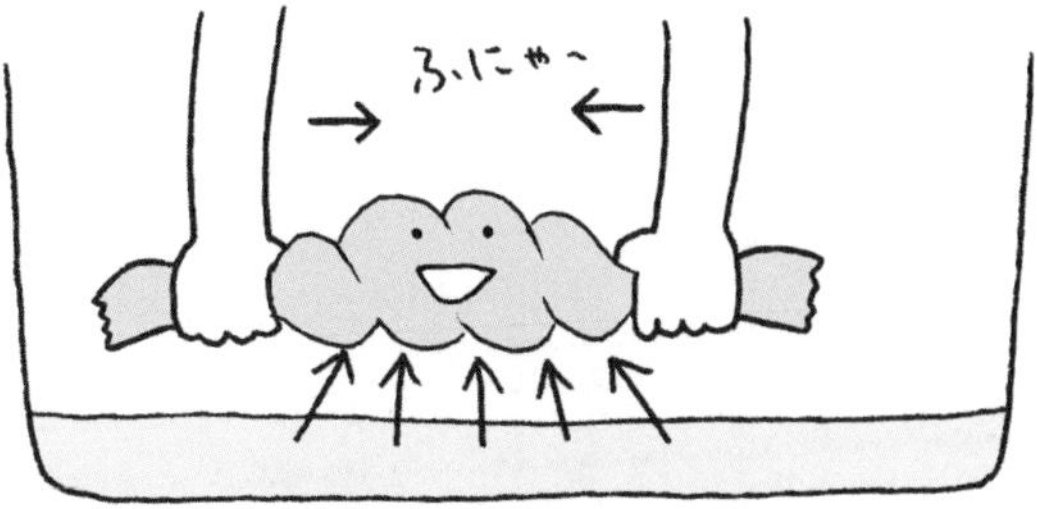

水分をたくさん吸収できる！

マッサージに行けば行くほど、肩はこりやすくなる

局所的に揉んだり押したりしても、肩こりは治らない——そう言われても、肩がこっているときは、思い切りギュウギュウ、グリグリと揉んだり押したりしたくなるものですよね。僕も、かつてはマッサージに通って「気持ちいいな〜」と思っていたので、気持ちはよくわかります。

マッサージをすると、痛いけれど気持ちいい、いわゆる「イタ気持ちいい」という感覚がありますよね。実は、このときパンパンに張った筋肉の「筋線維《きんせんい》」が断裂しているのです。

筋肉は、細い繊維が束になったソーセージのようなもので、両端が細くなっています。そのソーセージの皮に当たるのが筋膜という袋状の膜です。筋膜におおわれた筋肉は、何本か束ねられて、さらに大きな筋膜におおわれています。

筋肉の動きが悪くなると、老廃物がたまってパンパンに張り、内圧が高くなって筋膜がピーンと張り詰めた状態になります。そこへ揉んだり押したりといった力が加わ

ると、筋膜はピリピリと細かく破れ、さらに筋線維も断裂します。

硬いステーキ肉を焼く前には、バンバン叩いたり揉んだり引っ張ったりして、柔らかくしますよね。肩を揉んだり押したりするのは、同じことを人体で行なっているわけです。筋線維を断裂させれば、当然お肉は柔らかくなりますが、生身の僕たちの体の場合はどうなるのでしょうか？

肩こりの痛みは、実は筋肉じたいではなく、筋膜から発生しています。パンパンに張った筋肉が折れ曲がって筋膜がグーッと引き伸ばされたとき、あるいは外部からの刺激でピリピリと破けたとき、末梢《まっしょう》神経が発した発痛物質（痛みのもと）を筋膜にある神経末端の受容体が受け取り、電気信号となって脳に伝達するのです。筋線維や細かい筋膜が破れると、内圧が低くなり、筋肉が少し柔らかくなります。

筋膜が破れ、内圧が低くなると、パンパンに張っていた筋肉が解放されます。これが痛いけれど気持

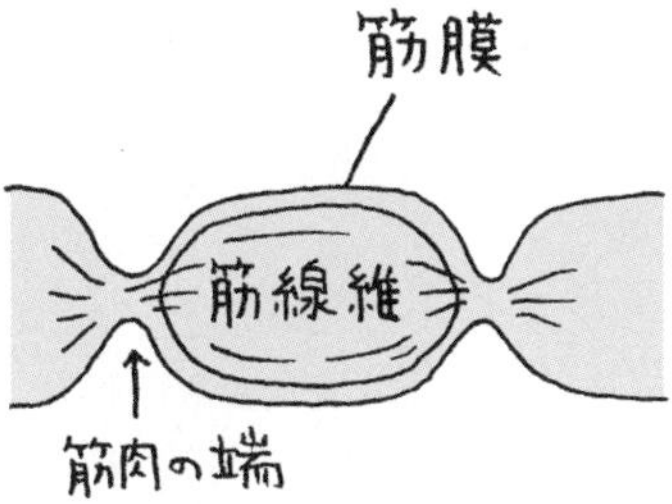

筋肉の構造

ちいい、「イタ気持ちいい」という感覚を生み出しているのです。

でも、実際は筋膜と筋線維が損傷しているのですから、痛みが残ります。マッサージをした翌日に痛みが出る、いわゆる「揉み返し」があるのは、組織が損傷しているからです。

調理用のお肉とは違い、生きた人間の組織は、傷ついたら、そこが修復再生されます。ただし、断裂した筋線維が再生するときは、以前よりも硬くなります。つまり、マッサージをすればするほど、肩の筋肉はどんどんガチガチになってしまうのです。

さらに言えば、筋膜が裂けると、破けたところから筋肉がはみ出して、元に戻らなくなる可能性があります。こうなると、慢性的な痛みにつながってしまいます。五十肩だと思って悩んでいたら、実は筋膜の破れが原因だった、という例もあります。筋膜が裂けると激痛が走ります。裂けた部分により圧力がかかり、圧力がかかったところはなかなか修復されません。

マッサージをしても肩こりが解消しない理由が、これでわかっていただけたでしょうか？　解消しないどころか、余計にひどくなる可能性があるのですから、よほど注意が必要です。

なぜ赤ちゃんには肩こりがないのか

みなさんの中には、肩こりの原因を「筋力不足」と考えて、筋トレに励んでいる方がいるかもしれませんね。筋トレをすれば、重い頭を支えるのが苦ではなくなり、前かがみの姿勢にならなくてすむという考え方です。

筋肉をつけることは、悪いことではありません。しかし、ただ筋肉量を増やすだけでは、かえって肩こりがひどくなる場合もあります。ここでは、そんな筋トレの害についてお話ししたいと思います。

筋トレというのは、筋肉を収縮させるのを繰り返して、大きくしていく作業です。筋肉は収縮すると硬くなります。鍛えるばかりで弛緩させなければ、筋肉は硬くなる一方です。

ギュッと固く絞ったおしぼりが水を吸わないように、硬くなった筋肉には体液が浸透しません。「水」が循環しない筋肉には、必要な酸素や栄養素が供給されず、疲労物質がたまっていきます。これでは、肩こりが良くなるどころか、ますます痛みが強くなってしまうでしょう。

つまり、筋肉は「量」よりも「質」が問題なのです。いくら筋肉ムキムキでも、硬い筋肉ばかりでは、「水」を循環させるポンプにもならず、お荷物でしかありません。筋肉に本来の役割を果たしてもらうためには、筋トレをするよりも、筋肉をゆるめる、「筋ゆる」をするほうが先決です。

そうは言っても、「筋肉をつけなくては老化してしまう」と考える人は多いでしょうね。たしかに、年齢を重ねると筋力が衰えますが、筋肉をつけたからといって老化現象が表われないわけではありません。

赤ちゃんを見てください。まったく筋肉を鍛えていない〝ふにゃふにゃ〟の体なのに、肩こりも腰痛もありませんよね。肌もみずみずしくてシワひとつありません。

実のところ、筋肉は鍛えなくても、赤ちゃんのように〝ふにゃふにゃ〟にゆるめるだけで、筋肉には酸素と栄養がいきわたり、十分育つのです。むしろ、柔らかい筋肉のほうが力を発揮できます。

実際、僕はほとんど筋トレをしませんが、五十代のわりには、大胸筋の上の方に筋肉がついています。細く見えますが、胸囲は95センチメートルあり、胸板が厚く、結構良い体をしています。日々自分で「筋ゆる」をしているので、〝ふにゃふにゃ〟の筋肉です。見た目が筋肉ムキムキではないので、意外に思われますが、体重75キログラムの人でも軽々と持ち上げられますよ。

僕の場合は、筋トレをすると、筋肉のバランスが崩れて、体の調子が悪くなります。筋トレよりも「筋ゆる」をしたほうが、ずっと実用的なのです。

ストレッチは「一時しのぎ」と心得よう

肩こりを解消するために、ストレッチをする人も多いと思います。両腕をグーッと上に引きあげたり、肩甲骨を後ろに思い切り反《そ》らしたり……普段伸ばさない部分を伸ばすと、気持ちいいですよね。

でも、残念ながらその気持ちよさは一時的なものです。おしぼりの例を思い出してください。ギュッと固く絞ったままのおしぼりを、グーッと引き伸ばそうとしても、ろくに伸びもせず、柔らかくもなりません。硬いままでは「水」が循環しないので、肩こりの根本的な解決にはならないのです。

筋肉をゆるませなければ効果が出ないのは、ストレッチでもマッサージでも同じです。ギュッと固く絞ったままのおしぼりを、揉んでも叩いても、押しても伸ばしても、柔らかくはならないですよね？　すでに固まっているものに何をしても、効果がないのです。

そして筋肉には、引っ張られると反動で引っ張り返そうとする働きがあります。骨格筋の中には筋紡錘《きんぼうすい》という、筋肉の伸びぐあいを感知する受容体があります。これにより、筋肉が激しく伸ばされると、反射的に引っ張り返す力が働きます。だから、むやみに筋肉を引っ張ると、筋肉の引っ張り合いが起こり、過緊張に陥《おちい》ってしまうのです。

もうひとつ、肩の筋肉がおしぼりのように「ねじれている」ことが問題です。大胸筋と前頸筋に引っ張られて、肩は内側に巻き込まれていると前にお話ししましたよね。肩が内旋《ないせん》していることによって、二の腕の筋肉は内側にグリンとねじれています。それにつながる僧帽筋も、端のほうが前側に引っ張られてねじれています。

ねじれたままのおしぼりを引っ張ってもゆるまないように、筋肉もねじれたままではゆるみません。ねじれた筋肉は、周りの骨や筋肉を動かすことで、平らに戻す必要があります。その方法は、この本で紹介する「筋ゆる」の中にあります。

筋肉は「揺らす」と〝ふにゃふにゃ〟になる

さて、ここまで「筋ゆる」の必要性をしつこいくらいに述べてきましたが、筋肉を〝ふにゃふにゃ〟にゆるめるためには、どう働きかければいいのでしょうか？

筋肉には、「収縮させなさい」という命令系統はあっても、「ゆるめなさい」というものはありません。自分の意思で「ゆるめよう」として、ゆるむものではないのです。

だから僕は、周囲の筋肉を動かしたり、弱い刺激を与えて脳に信号を送ったり、呼吸を使って自律神経に働きかけたりすることで、対象箇所の筋肉をゆるめるメソッドを考案しました。そうやって間接的に働きかけることでしか、筋肉というものはゆるまないのです。

間接的に筋肉をゆるめるポイントのひとつは、筋肉を「揺らす」ことです。揉んでも押しても動かないガチガチの筋肉は、そっと揺らすことで本来のポジションに戻っていき、柔軟性を取り戻していきます。

周囲の筋肉を揺らすと、対象の筋肉も同じように揺れ始めます。僕は「同期同調」と呼んでいるのですが、生きているものは、動くものに同調して同じ動きをする性質があります。おおぜいの人が輪になって手をつなぎ、バラバラに手をブラブラ揺らしていると、そのうち全員の動きが揃《そろ》ってきますよね。これが同期同調の法則です。

細胞の一個一個も、筋肉も、隣り合ったものの動きに同調し、同じように動こうとします。第4章で紹介する「耳たぶ回し」などは、まさに周囲の筋肉を揺らすことで対象の筋肉を揺らしてゆるめるという、同期同調を利用した方法です。

間接的に働きかけると、筋肉の抵抗が少なくなるというメリットがあります。「ひきこもり君」も、お父さん、お母さんに無理やり手を引っ張られると「痛い、痛い」とイヤがりますよね。でも、お父さん、お母さんが両側から手をつないでブラブラと揺らしていれば、いつのまにか同じようにブラブラ揺らし始めます。直接引っ張っても動かなかったものが、周囲が動けば、同調して動き始めるのです。

筋肉も同じで、「動け、動け」と直接揺らしても動きませんが、周囲を揺らせば、自然と揺れ出してゆるんでいきます。この同期同調を利用したメソッドは、僕の「筋ゆる」の大きな特徴です。

筋肉が喜ぶゆる〜い運動

筋肉を揺らす方法は、「筋ゆる」の他にもあります。それは、適度に体を動かすゆる〜い動きをすることです。

現代の日本人に肩こりが多い理由のひとつは、筋肉を動かしていないことにあります。最近はパソコンの普及により、仕事でも買い物でも、座ったままで済ませられるようになりましたよね。だから、「昔より歩く機会が減った」「荷物を持たなくなった」という人は増えています。みなさんも、身に覚えがあるのではないでしょうか？

筋肉を動かさないと、収縮と伸展を繰り返すことによる「ポンプ運動」が働かなくなり、体の中を満たす体液が循環しにくくなります。体内に常に新鮮な「水」を循環させて、疲労物質を排出するためには、まず筋肉が柔らかいスポンジ状であること。そのうえで、筋肉を動かしてポンプ運動を促進することが大切なのです。

筋肉を動かすと言っても、ジョギングや筋トレなどの激しいスポーツをするのは逆効果です。激しい運動は、負荷が大きすぎて筋肉を疲労させてしまいます。筋肉に負荷をかけるのは、ブレーキをかけながら自転車を漕《こ》ぐようなもの。筋肉をゆるめるという観点からは、おすすめできません。

筋肉に負荷をかけない運動としては、たとえばスローランニングなどがおすすめです。スローランニングとは、狭い歩幅で、時速4～5キロくらいでゆっくり走るスポーツです。時速4～5キロという速度は、歩くのとほとんど同じですから、初心者でも楽に長い距離を走れます。だいたい5～10キロメートルくらいの距離を走るのが適当だと言われています。この程度のゆるーい運動なら、筋肉を揺らすのにピッタリです。

のちほど紹介する「筋ゆる」と、こういった運動を併用して行なえば、筋肉が〝ふにゃふにゃ〟になる効果は絶大です。ぜひ、ゆるーい気分で、無理なく続けられる運動を選んでください。

「筋ゆる」体験者の声

僕は、「耳たぶ回し」（105ページで説明します）をはじめとする「筋ゆる」などを広めるために、全国で無料セミナーを行なっています。より多くの方に、「筋肉を揉まずに、押さずに、ゆるめる」というこの新しいメソッドを知っていただき、健康に役立てていただきたいからです。

セミナーには、さまざまな体の悩みを抱えた方が訪れます。自分の体をケアしたい方だけでなく、人にケアを施《ほどこ》すために来られる方もいます。そういう方々に、僕はデモンストレーションを行ない、効果を体験していただきます。体験していただくことで、「筋肉をゆるめる」とはどういう感覚なのか、どれほど早く効果が表われるかが如実にわかっていただけるからです。

受講者から寄せられた声の一部を紹介しましょう。

まずは、肩こりにお悩みで、何度か参加してくださっているT・Kさんです。

「あっという間の顔のリフトアップ、肩こりがゆるむのにおどろきます。少しは、自分でもできるように練習します。」

次は、僕のブログで無料セミナーの存在を知って、即申し込んでくださったK・Hさん。

「すぐに効果が表われるのは、すごいと思います。セルフケアがんばりたいと思います」

名古屋から京都のセミナーに来てくださったM・Tさんです。

「簡単に「筋ゆる」をサラサラと行なわれているように思いますが、これだけ効果が目に見えてあると、今後なにがあっても大丈夫と思える、希望が持てます」

N・Kさんは、デモンストレーションにとても感動してくださいました。

「思っていたより、本当に少しの力加減や動きでびっくりしました。ゆるめることの大切さ、構造上のことを考えてある点がすごく勉強になります。」

ご立派な体格のＴ・Ｋさんは、僕がデモンストレーションで彼の体を持ち上げたことにビックリされていました。

「柔道をしている者です。佐藤先生のデモで、（先生の体を）上から押さえてくださいと言われて、体重の３分の２（約80キログラム）を使って押さえたのですが、簡単に飛ばされて、思わず受身をとってしまいました。佐藤先生は、もう達人の域ですね」

鍼灸《しんきゅう》院でタイ古式マッサージなどを行なうＴ・Ｓさんは、「いかに体をゆるめるか」ということに関心を持たれていました。

「原理・原則などシンプルだけど奥の深い話をわかりやすく、また効果的に伝えていただき、大変ためになりました。力を使わない、簡単なやり方をマスターできることは、多くの悩める方の救いになる革新的な方法で、もっと普及することを期待し、私も応援したいと思います」

医療従事者のＡ・Ｋさんは、二度目の受講です。

「久しぶりに先生の講習を受けまして、改めて即効性の高い技術に感心いたしました。日々患者さんの治療に「筋ゆる」を取り入れており、好評を得ております。応用できる範囲で、より多くの患者さんにも伝えていきたいです」

みなさん、たった一回のセミナーで、「筋ゆる」の効果を実感されていたようです。そう、この「筋ゆる」のすごいところは、すぐに実感できるところです。「本当に効くのだろうか……」と疑心暗鬼のままでは、セルフケアはなかなか続きませんが、「筋ゆる」の場合は違います。まず自分の体が正直に反応するので、納得せざるをえないのです。

すぐに良くなるから、続ける希望になる！

セミナー受講者の感想から、「筋ゆる」がどのようなものか、少しはお伝えできたのではないかと思います。注目していただきたいのは、多くの受講者から「すぐに効果がわかる」という声があがっていることです。

実際、セミナーでデモンストレーションとして「筋ゆる」のケアをすると、みなさん、その即効性にビックリされます。肩こりに効果的なケアを片方だけにすると、もう一方の肩の硬さとくらべて、

「本当に、こっちの肩だけ〝ふにゃふにゃ〟になった！」

と言って喜ばれます。美容にも効果があるケアを施せば、周りの人、特に女性たちが、本人の顔を見て、

「口角が上がってる！」「あごがシャープになってる！」

などと大騒ぎします。

この「筋ゆる」の手技を、自分で簡単にできるようにしたのが、本書で紹介するメソッドです。

その場ですぐ効果を実感できるというのは、やはりうれしいものですよね。職場などで、「つらい肩こりを今すぐなんとかしたい！」というとき、ササッと行なえば、すぐに肩を楽にすることができます。この即効性は、痛みを抱える人たちにとって大きな希望です。

そして、「筋ゆる」で緩和できるのは肩こりだけではありません。この本の終わりのほうには、腰痛や脚のむくみ、鼻づまりや目の疲れなど、さまざまな症状に向いているメソッドを用意しています。さらに、シワ予防やリフトアップといった美容に役立つメソッドもありますので、女性の方はお楽しみに。

どのメソッドも、短いものは10秒くらい、長くても数十秒くらいでササッとできます。どこにも力を入れることがなく、がんばる必要がありません。「たったこれだけ？」というくらい楽ちんなので、ゆるーい気持ちで続けられます。

次章から、いよいよその方法を紹介していきます。ぜひ体を〝ふにゃふにゃ〟にして、肩こりとサヨナラしましょう。

第2章

1日10秒、「筋ゆる」で肩こりを遠ざけよう

「筋《きん》ゆる」基本の8項目

さあ、いよいよ「筋ゆる」実践編です。その前に、「筋ゆる」ならではのポイントとなる「基本の8項目」を掲げましょう。これらを頭に入れておくと、ひとつひとつの動作の意味がよく理解できます。

①触る

揉まずに押さずに、触るだけというのは、「筋ゆる」の基本中の基本。20グラム以下の弱い力で触るのが原則です（60ページで説明します）。

②揺らす

動かなくなった筋肉を、端からそっと揺らすことで動かします。伸ばされた筋肉は少し縮めながら揺らすと弛緩します。

③力を入れて力を抜く

筋肉には力を入れる命令系統はありますが、力を抜くという命令系統はありません。筋肉をゆるませるには、力を入れて力を抜くという反動を使うのもひとつの手法です。

④息を吐く

呼吸も、筋肉をゆるめるための重要なファクターです。口から息をフーッとゆっくり吐くと、副交感神経が優位になり、それだけで体の力が抜けます。

⑤バランスをとる

体の前後・左右のバランスが偏《かたよ》っていると、筋肉が片方に引っ張られて過緊張を起こしてしまいます。体を筒状にしてバランスをとります。

⑥同期同調を利用する

ひとつの組織が動けば、隣の組織も同じように動き始めるというのが「同期同調」の法則。周囲の組織をゆるめることで、対象の筋肉をゆるめることができます。お母さんが緊張すれば、子供も緊張します。お母さんが安心すれば、子供も安心します。組織は周りと同期同調するようにできているのです。

⑦ゆるーい言葉を使う

体は心と同じで、言葉によって緊張もすれば弛緩もします。〝ふにゃふにゃ〟〝だらーん〟といったゆるーい言葉を意識的に口にすれば、筋肉がゆるむ効果も倍増します。

⑧揉まない・押さない・引っ張らない

これまであげた7つの基本動作は、「揉まない・押さない・引っ張らない」ですることが絶対条件です。

揉みながら揺らしたり、息を吐いたり、またストレッチしながら揺らしたり、息を吐いたりしようとする人がいますが、これは間違い。揉んだり押したり引っ張ったりするのは、筋肉を収縮させる行為なので、併用すると効果がほとんどなくなってしまいます。

基本の8項目、いかがでしたか？　これらすべてを前提にして「筋ゆる」を行なえば、相乗効果でより〝ふにゃふにゃ〟になれます。

次ページから2つの「筋ゆる」をご紹介します。この2つをそれぞれ10秒行なうだけで、あなたの肩こりはスーッと軽くなるはずです。とにかく、今のつらい肩こりをなんとかしたい、というあなたはさっそく試してみてください。

では、肩こりを解消する「さとう式筋ゆる」を始めましょう！

さとう式①

片手バンザイ筋ゆる

つらい肩のこりを今すぐ〝ふにゃふにゃ〟にしたい！
そんなときにぴったりなのがこの「片手バンザイ」。
肩の前後の筋肉がゆるんでいくのをすぐ実感できる、
即効性のある方法です。

解説動画はこちら

パスワード
shodensha

1

片方の脇から腕の下に
折りたたんだ
バスタオルを敷き、
仰向けになる。

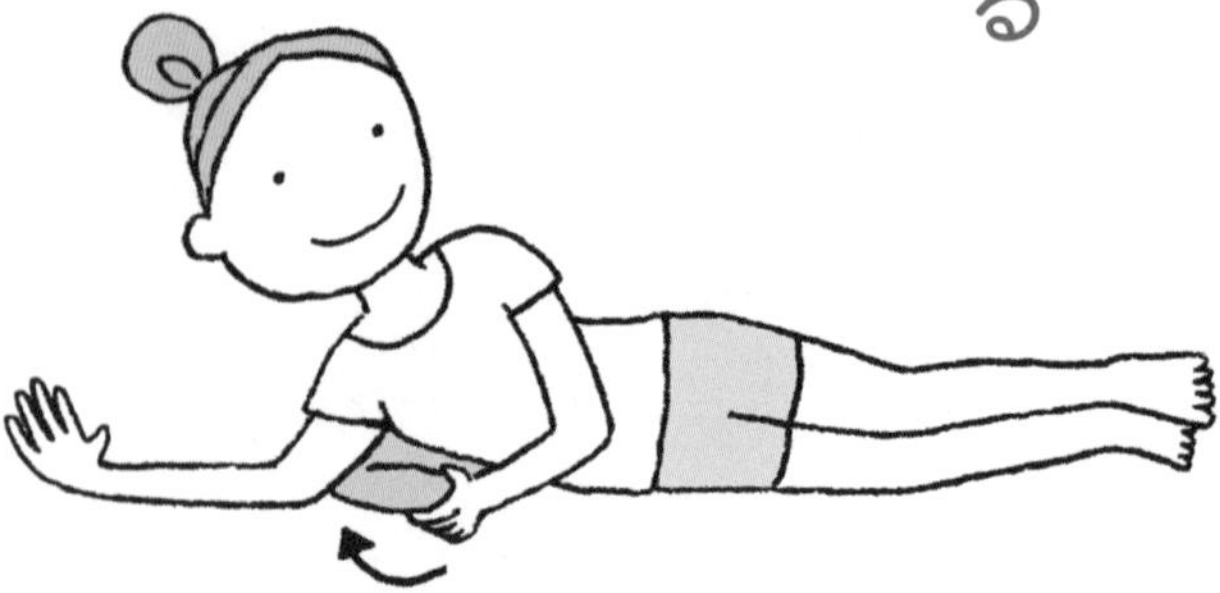

2

バスタオルを敷いた側の腕を顔の横にまっすぐ上げて、手のひらを内側に向ける。もう一方の手で反対側の頬に軽く触れる。

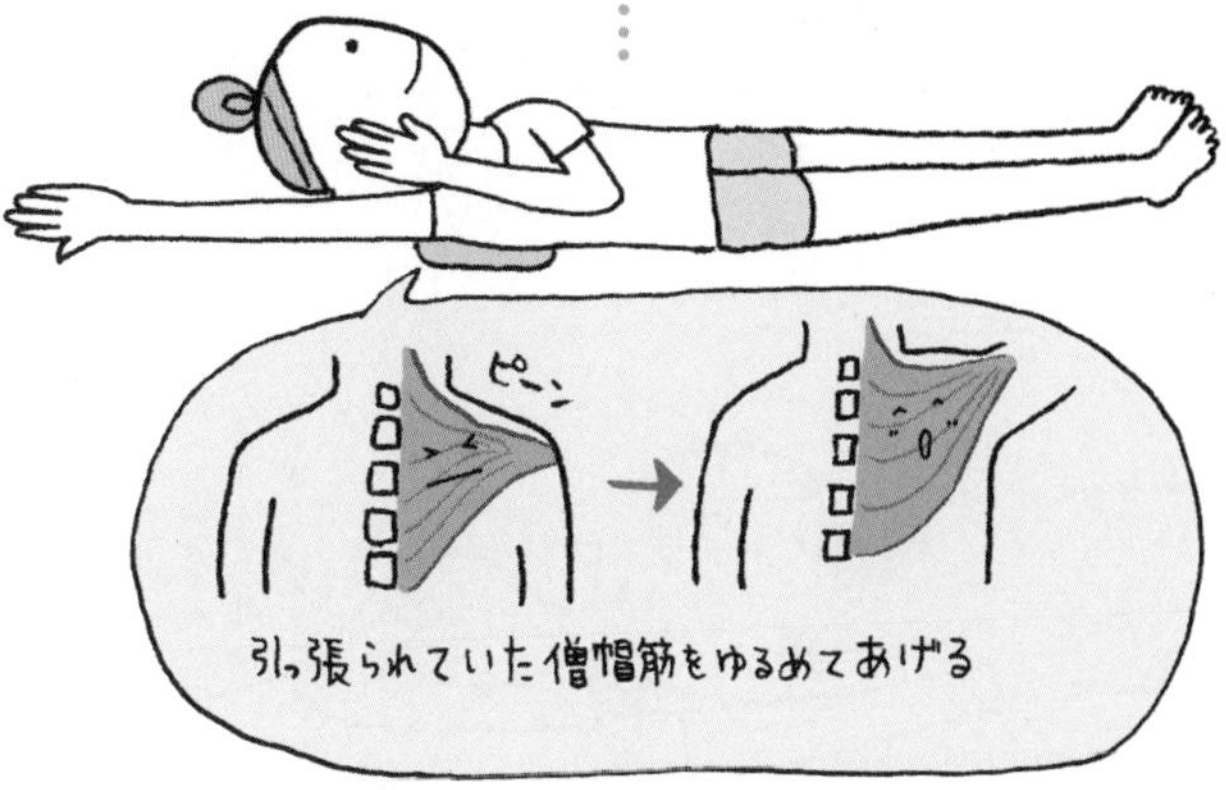

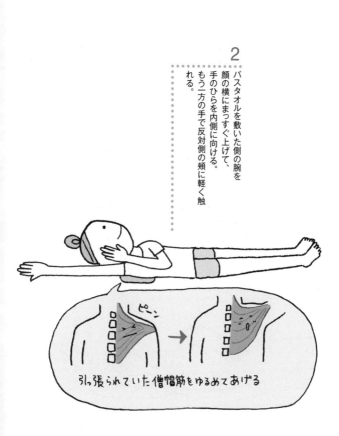

ピーン
引っ張られていた僧帽筋をゆるめてあげる

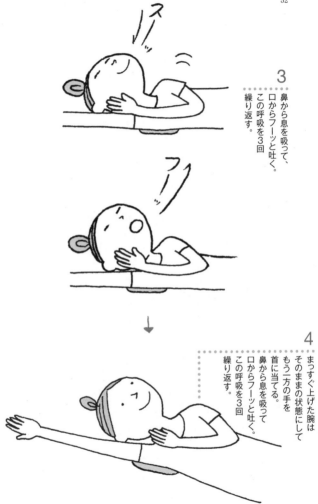

3

鼻から息を吸って、
口からフーッと吐く。
この呼吸を3回
繰り返す。

4

まっすぐ上げた腕は
そのままの状態にして
もう一方の手を
首に当てる。
鼻から息を吸って
口からフーッと吐く。
この呼吸を3回
繰り返す。

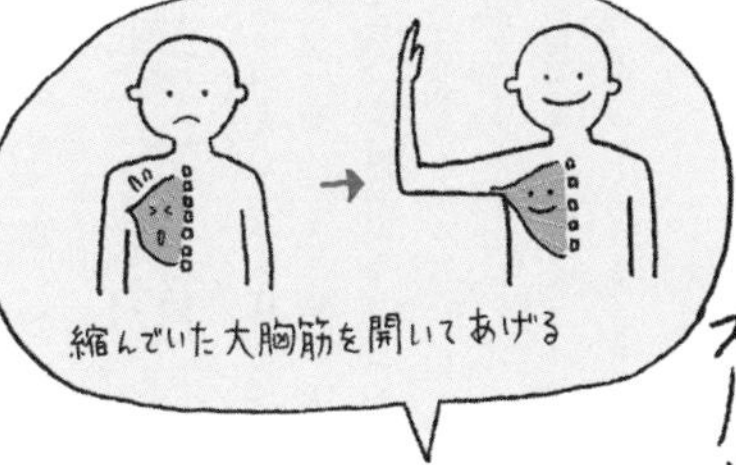
縮んでいた大胸筋を開いてあげる

スーッ
フーッ

5

腕を下ろして、肘を直角に曲げて真横に倒す。もう一方の手を胸に当てる。鼻から息を吸って、口からフーッと吐く。この呼吸を3回繰り返す。

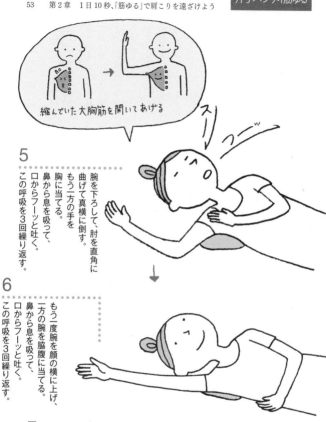

6

もう一度腕を顔の横に上げ、一方の腕を脇腹に当てる。鼻から息を吸って、口からフーッと吐く。この呼吸を3回繰り返す。

7

1〜6を反対側も同様にする。

POINT

腕を上げる動きで僧帽筋を、横に倒す動きで大胸筋を伸ばし、リリースします。空いているほうの手で肩や胸に触れるのは、弱い刺激を与えて、筋肉をゆるませる信号が脳から発せられるよう促すため。強い力ではうまく作用しないので、あくまでもそっと触りましょう。

さとう式②

美首筋ゆる

肩こりをなくすためには、「首こり」にもアプローチする必要があります。
この「美首筋ゆる」を行なえば、首の筋肉を〝ふにゃふにゃ〟にゆるめるだけでなく、首をスラッと長く見せることができます。

解説動画はこちら

パスワード
shodensha

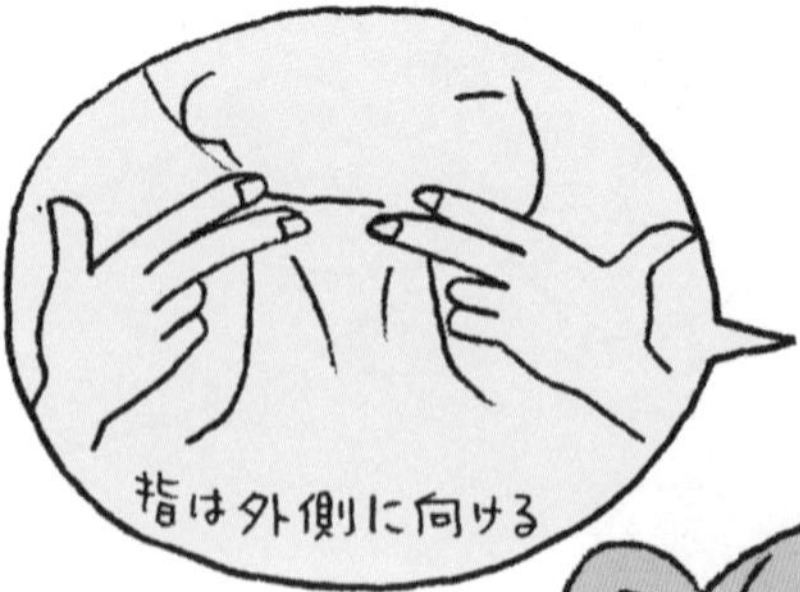

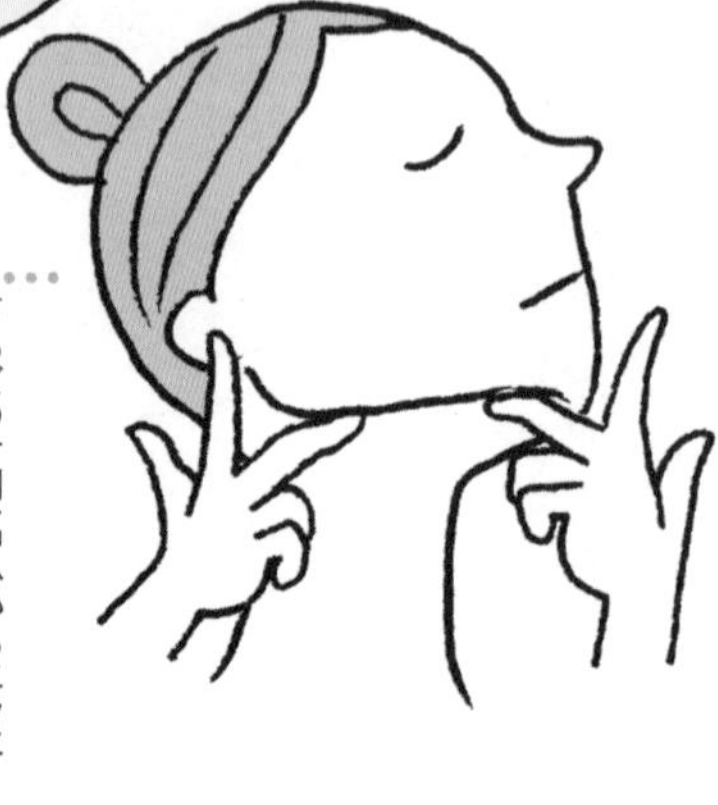

1

下あごの片側、中心からエラにかけて、それぞれ片手の中指を当てて、指の角度を上側に向ける。

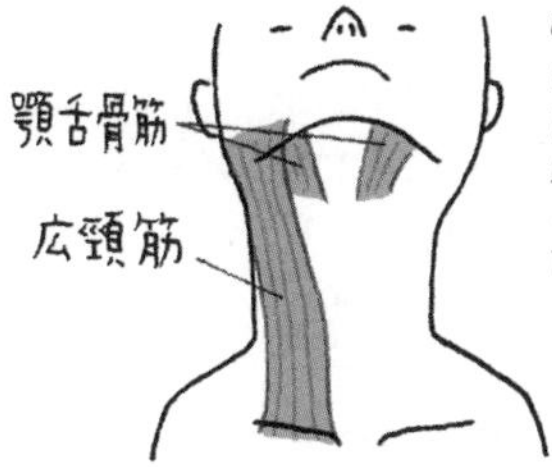

あごの筋肉とは…
あごの裏側にあるのが顎舌骨筋《がくぜつこつきん》、口の下から首の表面をおおうのが広頸筋。
これがギュッと縮こまっていると首が太く見える。

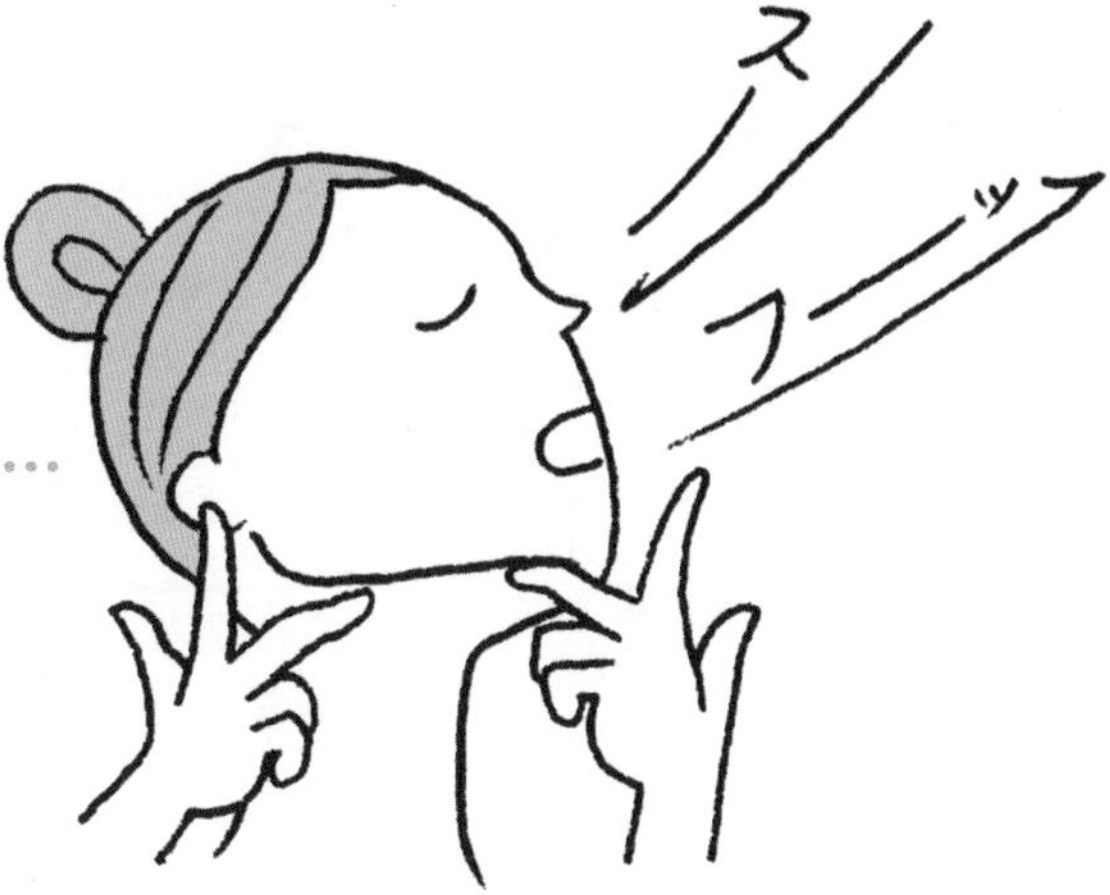

2

鼻から息を吸って、口からフーッと吐く。3回繰り返す。

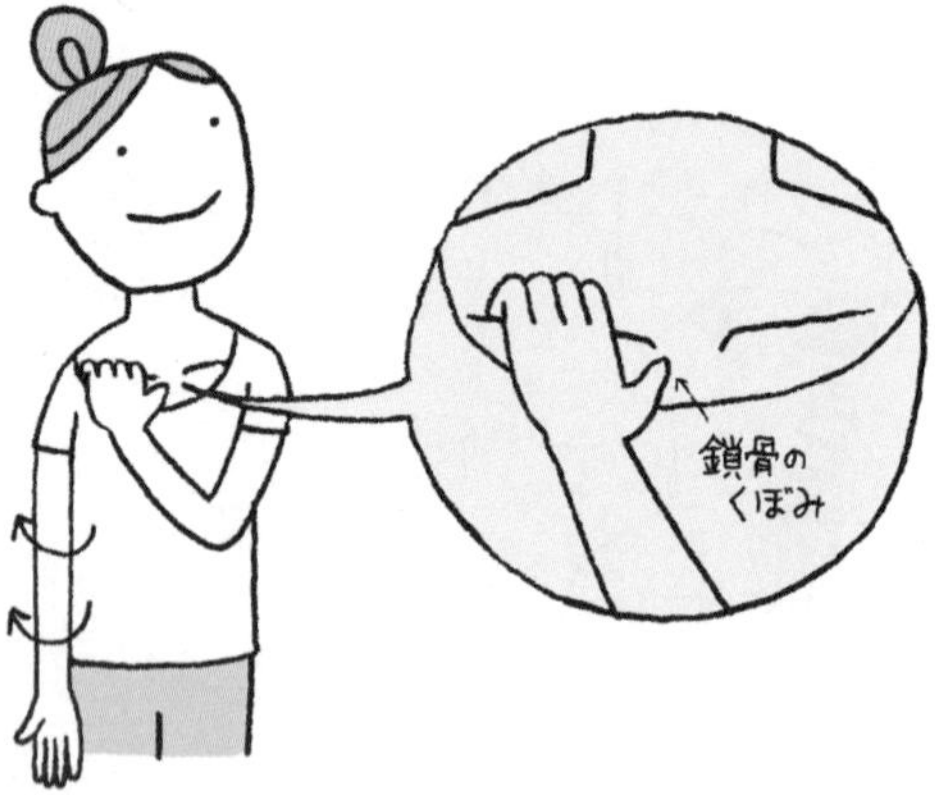
鎖骨の
くぼみ

3

1〜2のあごと同じ側の鎖骨に反対側の片手を引っ掛ける。
手の重みを自然と鎖骨に預けるように。

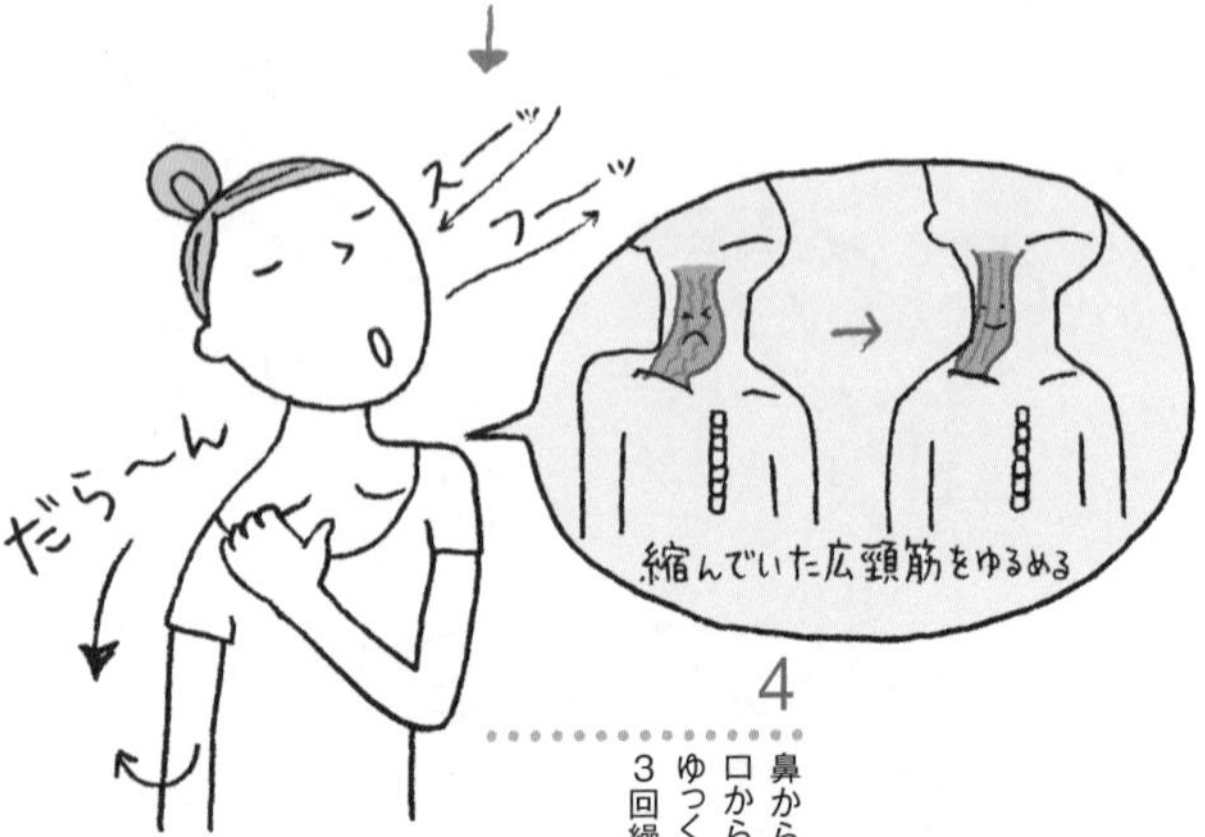
スーッ
フーッ
だら〜ん
縮んでいた広頚筋をゆるめる

4

鼻から息を吸って、口からフーッとゆっくり吐く。
3回繰り返す。

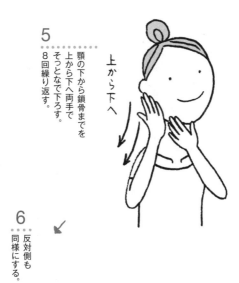

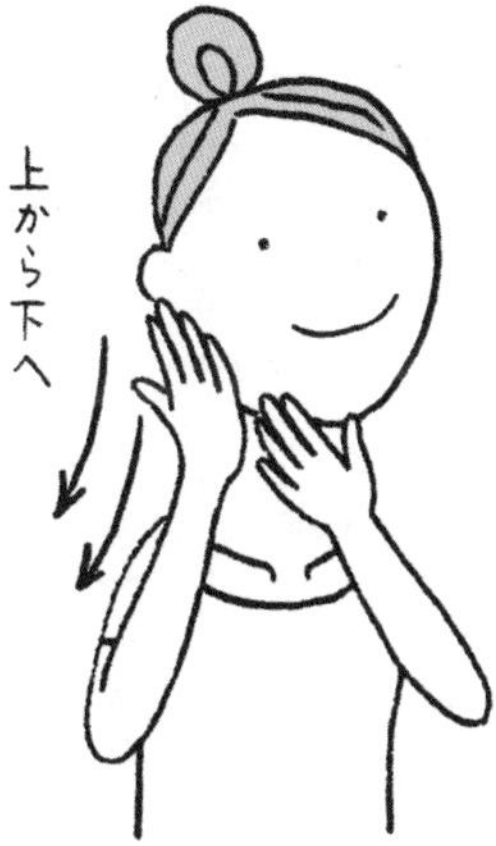

5

顎の下から鎖骨までを上から下へ両手でそっとなで下ろす。8回繰り返す。

6

反対側も同様にする。

POINT

下あごに触れるのは顎舌骨筋を、鎖骨を下げるのは広頸筋を効果的にゆるめるため。そうすることで胸鎖乳突筋がゆるみやすくなります。さらに首をなでることで、横に広がっていた胸鎖乳突筋が縦に収納され、首が細く長く見えます。

脳が反応するための限りなく弱い力

ご紹介した「片手バンザイ」や「美首筋ゆる」は「さとう式筋ゆる」の一部です。79ページ以下で、「さとう式筋ゆる」のメソッドを説明しますので、お楽しみに。この「筋ゆる」をマスターし、体のいろいろな部分を触って、揺らして、ゆるめれば、さまざまな症状に対応できるのです。

ただ、残念ながら多くの方が、「筋ゆる」の効果を十分に享受できていません。なぜかと言うと、力が強すぎるのです。

筋肉をゆるめるためには、20グラムを超えない、できるだけ小さな力（後述します）で体に触らなくてはいけません。「片手バンザイ」なら頬に触れる時の手の力のことです。とはいえ、ちゃんと触っていなければ効果がないので、微妙な力加減が必要です。

では、ごく弱い力で触ると、どんな良いことがあるのでしょうか？

僕たち人間は、自分の意思で筋肉を「ゆるめよう」と思っても、ゆるめることはできません。硬くなってしまった筋肉をゆるめるためには、「同期同調」を利用して周囲から揺らすこと。そして、脳の反応を利用してゆるませるしかないのです。

皮膚に微弱な刺激を与えると、脳が反応してその部分の筋肉をゆるめる信号を出します。医学的根拠はまだ解明されていないのですが、実際に弱い力で触ると、ゆるめる効果が高いことがわかっています。

ひとつたしかに言えるのは、微弱刺激によって血管とリンパ管の細胞に一酸化窒素が分泌されることです。一酸化窒素というのは善玉の活性酸素の一種で、血管とリンパ管を広げる作用があります。つまり、そっと触ることによって血流とリンパの流れが促され、「水」の循環が良くなるのです。

大きな声で言われたことよりも、小声でささやかれた一言にグッとくる……なんてことがありますよね？　脳も同じで、刺激が強ければ強いほど鈍感になりますが、弱い刺激に対しては鋭く反応します。

ただし、音楽がガンガン鳴っている所では、何をささやかれても聞き取れませんよね。それと同じように他に強い刺激があると、弱い刺激はかき消されてしまうのです。たとえば、肩の筋肉をやさしく触りつつ、足つぼマッサージをしているとしましょう。この場合、脳は足の強い刺激には反応しますが、肩の弱い刺激にはまったく反応しません。

「筋ゆる」をするときは、対象となる部分以外に刺激を与えず、雑音のない静かな環境で行なうこと。そして、極めて弱い力で触ることを心がけてください。

「20グラム」の圧力を知ろう

「筋ゆる」をするときは、極めて弱い力で。……と言っても、ほとんどの人は実践できません。弱いと効果が出ないような気がして、どうしても力を入れすぎてしまうのです。

「筋ゆる」のセミナーに来られる方々は、「え、こんなに弱い力でいいの⁉」と口々に言います。体験してみたら想像よりはるかに弱い刺激だったので、みなさん驚かれるのです。弱い力で良いのではなく、弱くないと駄目なのです。

実際、「筋ゆる」の代表である「耳たぶ回し」などは、耳たぶがようやくつまめるくらいの、極限まで力を抜いた状態で回します。それでいて、すぐに筋肉が〝ふにゃふにゃ〟になるので、ますますビックリされます。

肩こりと言えば、ギュウギュウ揉んだりグリグリ押したり、バンバン叩いたりするのがこれまでの常識だったので、驚かれるのも無理はありません。体験した人でも、自分でやるときには何か物足りなくて、ついつい強めにやってしまうのが常です。

しかし、極力弱い力で触らなければ、筋肉をゆるませることはできません。「筋ゆる」をしたのに効果が出ないのは、ほとんど「力が強すぎる」のが原因です。

そこで、実際に手の圧力を測ってみるのをおすすめします。筋肉をゆるめるのにちょうどよい圧力は、1平方センチメートル当たり20グラムくらいです。調理用の「はかり」に指先1本で触れて、20グラムとはどれくらいか、確かめてみてください。きっと、「こんなに弱い力なの?」とビックリするでしょう。「筋ゆる」を行なう時には、この弱い力を指先でイメージすることが重要なんです。

20グラムの圧力とは、血管から細胞間に体液(リンパ間質液)が染み出してくる圧力のことです。血管内は1平方センチメートル当たり約20グラムの圧力がかかっているので、それ以上の圧力を外からかけると、リンパが押し戻されて血管から出てこなくなります。

だから、マッサージの最中は体の中の「水」が循環しません。20グラムよりはるかに強い圧力をかけているので、リンパが浸潤《しんじゅん》しないのです。

繰り返しになりますが、体の中の「水」が循環しなければ「こり」は解消しません。「筋ゆる」があくまでも弱い力にこだわる理由はそこにあります。

20グラムなら良いということではなく、20グラムでアウトです。20グラムを超えない、できるだけ小さな力で触れることが重要です。しかし、触れるか触れないかという感覚ではなく、しっかりと触れてください。これはとても難しい技術になりますが、練習すれば必ずできるようになります。ぜひ、習得して「筋ゆる」を実感しましょう。

1日10秒が体を変える

「耳たぶ回し」をはじめとする「筋ゆる」の特徴は、効果がてきめんに現われること。「筋ゆる」をした直後に肩の筋肉が〝ふにゃふにゃ〟になったり、フェイスラインがキュッと上がって小顔になったりするのを実感できます。これは、他のエクササイズやマッサージなどには、あまりみられない長所ではないでしょうか。

ただし、その効果はすぐに消えてしまいます。長年こり固まっていた筋肉には悪いクセがついていて、1回筋肉をゆるめたくらいでは本来の状態まで戻らないのです。

まずは1日1回、毎日続けましょう。続けるうちに、筋肉がゆるんでいる状態が普通になり、ねじれが解消され、症状が気にならなくなってきます。

とはいえ、「筋肉をゆるめる」というのは、家の中の空気を入れ替えるようなもの。空気を入れ替えるのが週1回だけでも、別に病気になることはありませんが、毎日入れ替えたほうが良いに決まっています。筋ゆる体操も、体の中に常に新鮮な「水」を循環させ、筋肉を〝ふにゃふにゃ〟に保つためには、毎日行なうことをおすすめします。

「毎日なんて、面倒くさい！」と思われたでしょうか？　心配はご無用、「筋ゆる」は、すればするほど良くなるのが実感できるので、おのずと毎日続けたくなります。たった10秒の刺激が驚くほどの効果となってあなたに返ってくるのです。

たとえば「耳たぶ回し」なら、続けるうちにどんどん顔が引き締まったり、肌がキレイになったりしていきます。肩こりや頭痛といったマイナスからスタートしたのが、「不快感ゼロ」に戻るだけに留まらず、老廃物が排泄《はいせつ》され、何よりも疲れなくなります。そして「キレイになる」というプラスの方向へどんどん上昇していけるのです。

よく、初めて「筋ゆる」を体験した人に、「これって、いつまで続ければいいんですか?」と聞かれますが、その答えは「どこまで良くなりたいか」によります。やればやるほど、どんどん良くなるのですから、みなさん喜んで続けていらっしゃいますよ。私の生徒さんは、歳をとるほど美しくなっていく方ばかりです。それは、この「10秒」の蓄積が形になって効果を発揮しているからです。

前にもお話ししましたが、ひとつひとつのメソッドはだいたい数十秒、慣れてくれば10秒で終わります。すきま時間に部分的にサササッとやるのもいいですし、毎日やっても、やらなくてもいいのです。〝ふにゃふにゃ〟のゆるーい気持ちで、ぜひ気軽にやってみてください。

第3章

体の「腔《くう》」を広げて肩こりを予防しよう

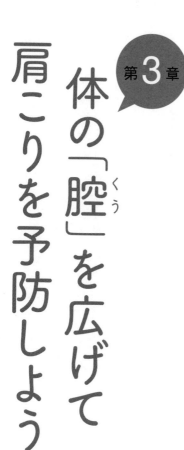

その「正しい」姿勢が肩こりを招く⁉

さて、肩こりを解消する2つの「筋ゆる《きん》」は、いかがでしたか？　ここからは、もう一歩ふみこんで、肩こりを「予防する」方法にチャレンジしましょう。

肩こりを予防するためには、「筋ゆる」で〝ふにゃふにゃ〟にした筋肉を、そのままキープすること。そのためには、なんと言っても常日頃から「姿勢」を正すことが大切です。

みなさんは、「姿勢を正して」と言われると、どのような体勢をとりますか？

ほとんどの方が、81ページの図のように胸をグッと張って肩や腰を後ろに反らし、背筋をピーンと伸ばすのではないでしょうか。

これは、「姿勢が悪い」＝「猫背」だという意識があるからですね。たしかに、猫背は肩こりを生み出す「悪い姿勢」の代表です。

しかし、胸を張って背筋を伸ばしたからといって、肩こりにならないわけではありません。むしろ、胸をグッと張れば張るほど、肩こりはひどくなっていくのです。

先にお話ししたとおり、肩こりは、肩の筋肉を前後で引っ張り合っていることから起こります。ほとんどの人は、大胸筋が僧帽筋を強く引っ張っていて、体が前かがみの猫背になってしまっています。

胸をグッと張れば、収縮していた大胸筋が伸展し、代わりに僧帽筋が収縮します。縮こまっていた大胸筋が伸ばされると、一瞬「気持ちいい！」と感じるでしょう。でも、今度は反対に僧帽筋など後ろ側の筋肉が収縮しすぎるので、結局バランスが偏るのです。

そう、みなさんが「正しい姿勢」だと思い込んでいる姿勢が、実は肩こりを助長させているかもしれないのです。

そこで肝心なのは、体に余計な力が入らない〝ふにゃふにゃ〟の姿勢、本当の意味で「正しい姿勢」を身につけること。その方法を、順を追って説明しましょう。

「腔」を広げて体を立てる

肩に余計な力が入らない〝ふにゃふにゃ〟の姿勢とは、いったいどんなものなのでしょうか？　その答えは、人間の体の構造を知ることで見えてきます。

前にもお話ししましたが、僕たち人間は、ボウリングの球と同じくらい、1リットルの牛乳パック6本分の重い頭をてっぺんに掲げています。しかも、犬や猫などと違い、たった2本の足で立っています。この体勢でバランスをとるのは、実はとっても難しいのです。

だから、僕たちは知らず知らずのうちに、肩や首の筋肉に常に力を入れているのですね。そう考えると、肩こりは人類の宿命のようにも思えます。

しかし、筋肉に力を入れなくてもバランスをとる方法があります。それは、体の中の「空洞」を広げること。

詳しくは第4章でお話ししますが、人間の体には、耳と耳の間に「横の軸」はあるけれど、「縦の軸」はありません。それと言うのも、胴体＝体の中身は本来、空洞だから。この空洞は「腔《くう》」と呼ばれており、体を立体的にしてバランスをとるという役目を果たしています。

ストローをペシャンコに潰し、くるくると丸めると、まっすぐ立てようとしてもすぐ曲がってしまいますよね。でも、そのストローを指で押して断面を丸く立体的に戻せばどうでしょう？　立てようとしなくても、自然とまっすぐ立つのです。

人間も同じで、体がペシャンコに潰れていると、まっすぐ立つのが難しくなります。だから僕たちは、体の前側の筋肉を縮めて、前かがみになることでバランスをとろうとするのです。これが、肩こりの大きな要因になる「悪い姿勢」の典型です。

でも、「腔」を広げて体を立体的にすれば、ストローと同じように、自然と直立できます。この「腔」を広げる作業を、僕は「腔を立てる」と呼んでいます。

人間は1本の「筒」である

体を「立てる」と、なぜ楽にまっすぐ立てるのでしょうか？　それは、体の中に「腔」という空洞ができたことで、体が円筒形にふくらむからです。

円筒形というのは、力学的に非常に安定した形状です。たとえば、紙コップに6キロぐらいのボウリングの球を載せても、潰れることはありません。

人体も、円筒形にふくらませることで、首や肩に余計な力を入れることなく、重い頭を掲げることができます。つまり、どこにも力が入らない〝ふにゃふにゃ〟の姿勢とは、「腔」を広げて体を立てた姿勢なのです。

先ほど人体をストローにたとえましたが、そもそも僕たち人間を含めたすべての生物は、太古の昔には1本の「筒」だった……と言ったらビックリされるでしょうか？

細胞分裂を繰り返して生まれた原始生物は、やがて口から食物を取り込み、お尻から排泄《はいせつ》するように体を進化させました。生物にとって最も重要なのは栄養を摂取することなので、最初に口ができ、消化器官ができたわけです。つまり、口からお尻まで1本の管が通った、ナマコのような筒状の生き物が、僕たちの祖先なのですね。

その筒状の体に、触角ができ、それが目に進化して、目からの情報を処理するために脳ができ……さらに背骨、内臓、筋肉……といろいろな器官がつくられていきました。そして生物はさまざまな種類に分化し、そのひとつがさらに複雑に進化して、人間ができあがりました。

今はいろいろな部位や器官でできている人間ですが、元来、体というものは1本の「筒」なのです。頭や手足、背骨や内臓などは、その筒に後からくっついた部品にすぎません。

そして、人の体には耳と耳をつなぐ「横の軸」はありますが、「縦の軸」というものはありません。円筒形の体にくっついた耳と耳の間に、目刺しのように横軸が貫いている——これが人間の姿です。

「腔」を広げるうえで、自分の体をこのような「筒」だとイメージすることは、とても大切です。のちほど「正しい姿勢」のつくり方を紹介しますが、ぜひ自分を「筒」だとイメージしながら行なってみてください。

体には3つの「腔」がある

体には、「腔」が3つあります。

ひとつめは「口腔《こうくう》」。一般には「口の中」のことを言いますが、ここでは鼻の中から首までの空洞を指します。

2つめは「胸腔《きょうくう》」で、肩から横隔膜《おうかくまく》までの肋骨《ろっこつ》に守られた空洞です。空気を取り込む肺は、まさに「空洞」ですよね。

3つめは「腹腔《ふくくう》」。横隔膜の下、胃や腸など大事な内臓のある大きな空洞です。肋骨に囲まれていない分、自由度が高い部分です。

3つの「腔」はつながっていて、入口である口腔と連動して広がったりペシャンコになったりします。「体を立てる」ためには、まず口腔を広げることが基本です。口腔を広げれば、胸腔も腹腔も連動して広がりやすくなります。

口腔を広げるためには、第4章で紹介する「耳たぶ回し」が有効です。耳たぶを回したりあごを上下左右に動かしたりすることで、咀嚼筋《そしゃくきん》がゆるんで口を開けやすくなります。また、あごから首にかけての筋肉がリラックスして、首の中の空洞も広がります。

僕は歯医者なので、特に口腔からのアプローチを重視しています。僕のクリニックには全国から顎関節症の患者さんが訪れますが、みなさん、口腔がペシャンコに潰れています。

そんな患者さんたちに「耳たぶ回し」を教えると、潰れた口腔が広がって、あごが動き出します。あごが動けばしっかり咀嚼できるので、唾液が十分に分泌され、

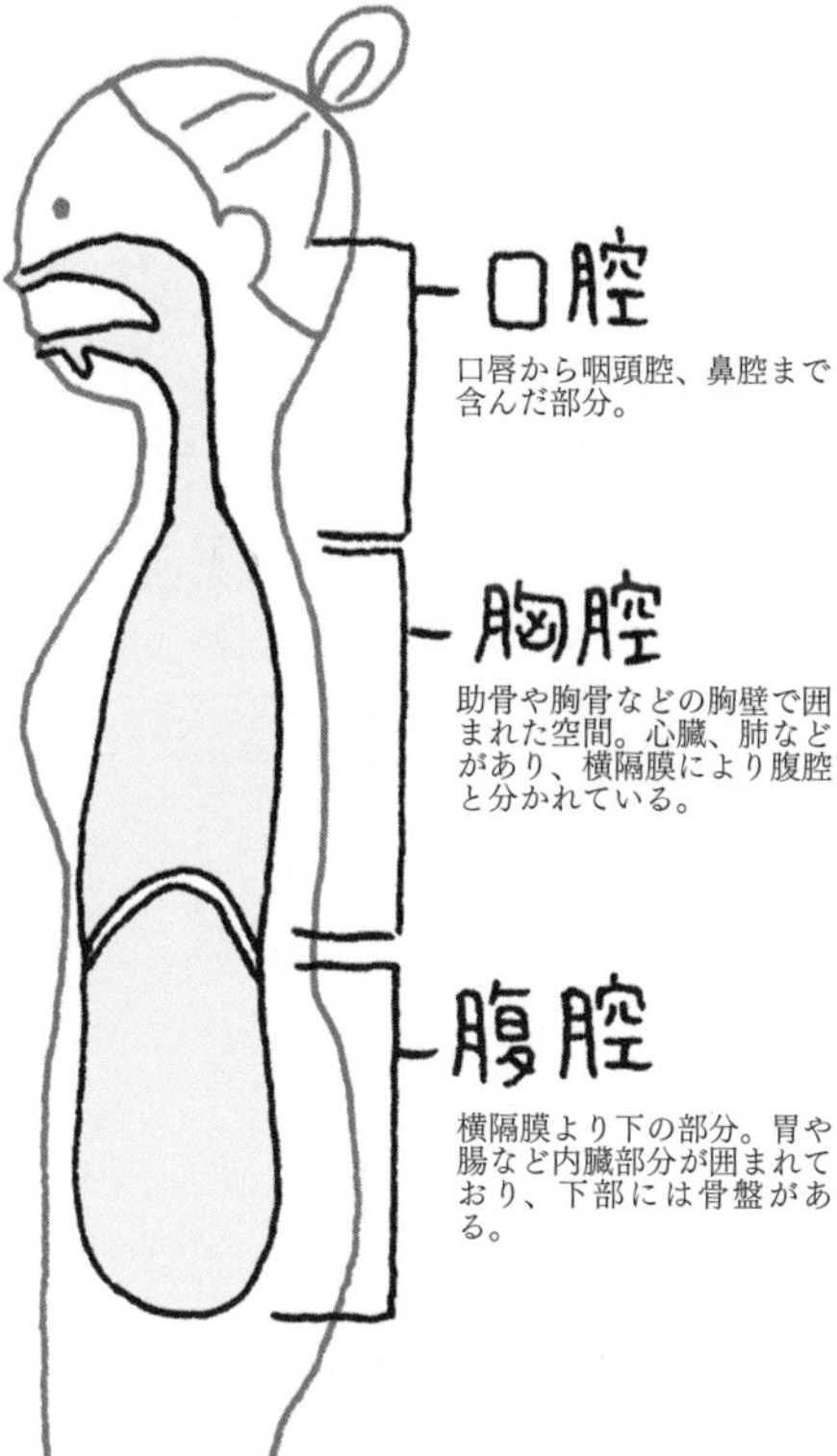
口腔
口唇から咽頭腔、鼻腔まで含んだ部分。
胸腔
肋骨や胸骨などの胸壁で囲まれた空間。心臓、肺などがあり、横隔膜により腹腔と分かれている。
腹腔
横隔膜より下の部分。胃や腸など内臓部分が囲まれており、下部には骨盤がある。

人間の体を作る３つの腔

消化能力が向上します。気道も広がりますから、呼吸が深くなります。すると、免疫力がアップしたり、自律神経のバランスが整ってきたりします。

口腔を広げただけで、体全体の機能まで向上するのですね。それは、**口が全身の空洞の入口**だからです。

胸腔と腹腔は口腔に連動しますから、僕は2つの「腔」を広げるお手伝いをします。すると、口腔でしっかり咀嚼した食べ物や、新鮮な空気が胸と腹の「腔」に取り込まれ、体の中のさまざまな器官が活発に動き出します。だから、まず口腔を広げ、それからすべての「腔」を広げることが大事なのです。

胃がもたれたときに胃薬を飲む人はよくいますが、そんなことより口腔を広げればいいのに、と僕は思います。食べ物は口から入ってくるのですから、口でしっかり咀嚼＝消化活動を行なえば、胃腸に負担をかけることはありません。それだけではなく、口をよく動かすことで消化が始まり、消化を司《つかさど》る副交感神経の動きにより、胃腸が活発に動くようになります。胃が活性化されると胃腸障害は起きにくくなり、排泄が容易になるのです。

そのためには、3つの「腔」を十分広げておくことが大切です。ですから、まず

「耳たぶ回し」で口腔を広げ、そして胸と腹の「腔」を広げましょう。

正しい姿勢とは腔を「立てる」こと

人間の体が筒なら、中身は空洞であるべきですよね。ところが、現代人の体は、たいていペシャンコです。体の前後の筋肉のバランスが偏ったまま引っ張り合っているので、「腔」が潰れてしまっているのですね。ペシャンコの体を直立させるために、肩や首の筋肉には余計な力が入り、慢性的な肩こりになってしまうわけです。

困ったことに、問題は肩こりだけではありません。腹腔が潰れていると、ウエストが横に広がって太って見えます。胸腔が潰れていると、横隔膜が下がっておなかがポッコリ出てしまいます。おまけに、前かがみになるので、バストが下向きになり小さく見えます。

見た目の問題だけではありません。ペシャンコの体を支えるためには、体のあちこちの筋肉が負担を強いられます。その状態が長く続けば、積もりに積もった筋肉の過緊張が、頭痛や腰痛、顎関節症などを引き起こすでしょう。

では、「腔」を広げるとどうなるでしょうか？

腹腔を広げれば、ウエストが立体的になり、横幅が狭くなってスリムになります。

胸腔を広げれば、横隔膜の位置が上がり、ポッコリおなかのお肉が内側に収納され、ますますウエストが細くなります。また、胸郭の位置が上がるのでバストアップになります。ガッチリした補正下着で「寄せて上げる」よりも、ずっと肩がこらないはずです。

「腔」を広げる、つまり「腔を立てる」というのは、良いことずくめだということをわかっていただけたでしょうか？　ぜひ普段から、「腔を立てる」ことを意識してください。そうすれば、筋肉が〝ふにゃふにゃ〟のまま、「姿勢を正す」ことができます。

現代人の悪いクセ。「巻き肩」を改善しよう

現代人のペシャンコの体を長年支え続けた筋肉には、悪いクセがついています。姿勢を正すためには、「腔」を広げると同時に、この筋肉のクセをとる必要があります。

人間の頭は、全身の骨格から見るとかなり後方に偏っています。６キログラムにもなる重い頭が後ろに倒れないようにするのは、潰れた薄っぺらい体にとって大変な負担です。おのずと前に重心をかけようとして、肩を内側に巻き込みます。この肩が内側に巻き込まれた、つまり内旋した状態を「巻き肩」と呼びます。これが筋肉に悪いクセをつけているのです。

肩が内旋していると、上腕二頭筋がグルリとねじれ、それに引っ張られた僧帽筋もねじれながら伸びきったままになります。ほとんどの日本人は、この内旋した状態のまま筋肉にクセがついているのです。

こんな状態がずっと続けば、肩こりはひどくなる一方です。そのうえ、ねじれた

しまいます。

肩に両側から圧迫された胸腔は潰れ、バストは小さくなり、おなかがポッコリ出てしまいます。

悪いクセは、意識して治さなければ治りません。そこで、姿勢を整えるときには「上腕を外旋《がいせん》させる」ことを頭に置いてください。のちほど詳しく説明しますが、重要なのは「けっして背筋を張らない」こと。「肩甲骨を寄せない」ことです。外側に反らすのではなく、上腕を外旋させている状態がベストです。

上腕を外旋させ、「腔」を広げれば、「腔を立てる」ことができます。このとき、体のどこにも余計な力は入っていません。これこそが「正しい姿勢」です。

「姿勢を正す」とは、けっして一生懸命胸を張ることではなく、力をダラーンと抜くこと。つまり「正しい姿勢」は「楽な姿勢」なのです。

現代社会を忙しく生きる私たちは、なかなか「力を抜く」機会がなく、抜き方もわかりません。だから、呼吸や言葉の力を使って、頑《かたく》なにこり固まった体を〝ふにゃふにゃ〟にすることが必要です。

ここからは肩こりにならない、さとう式の姿勢の作り方をお教えします。

さとう式③

肩こりを予防する立ち方

「姿勢を正す」というと、「胸を張り、肩を反らす」ことだと思っていませんか？
実はそのような姿勢こそが肩こりの元凶。
どこにも力の入らない〝ふにゃふにゃ〟の姿勢を身につけて、
肩こりとは無縁の体を手に入れましょう。まずは立ち方から。

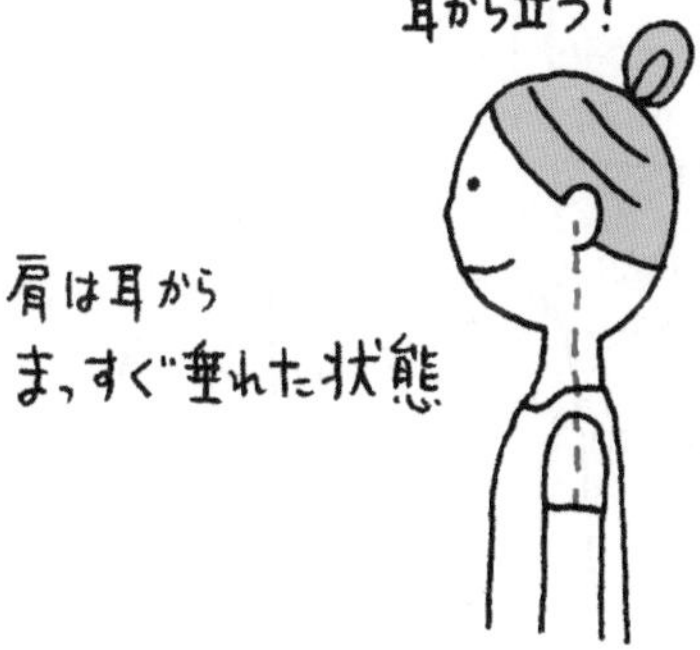

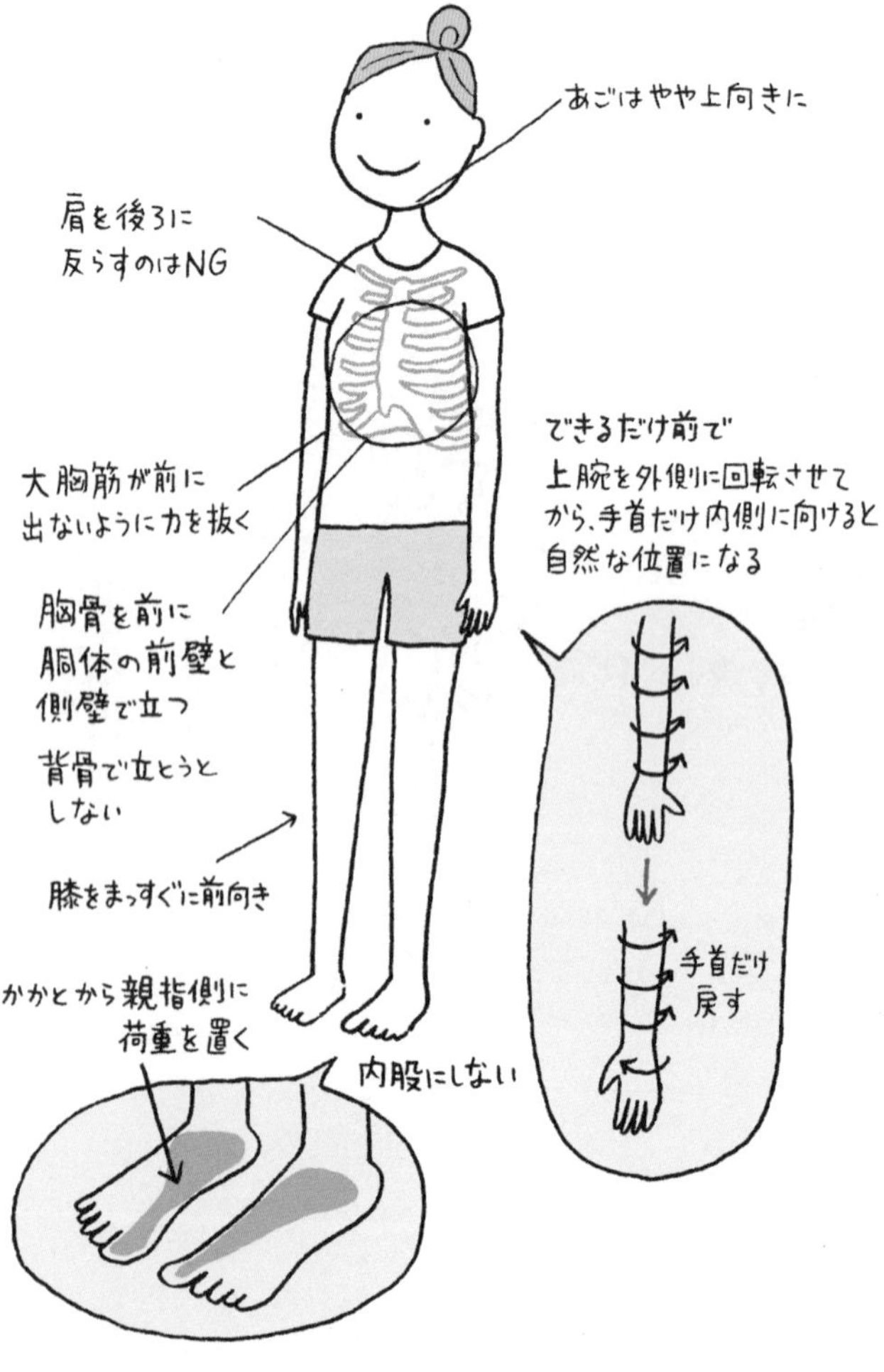
あごはやや上向きに
肩を後ろに
反らすのはNG
大胸筋が前に
出ないように力を抜く
胸骨を前に
胴体の前壁と
側壁で立つ
背骨で立とうと
しない
膝をまっすぐに前向き
できるだけ前で
上腕を外側に回転させて
から、手首だけ内側に向けると
自然な位置になる
手首だけ
戻す
かかとから親指側に
荷重を置く
内股にしない

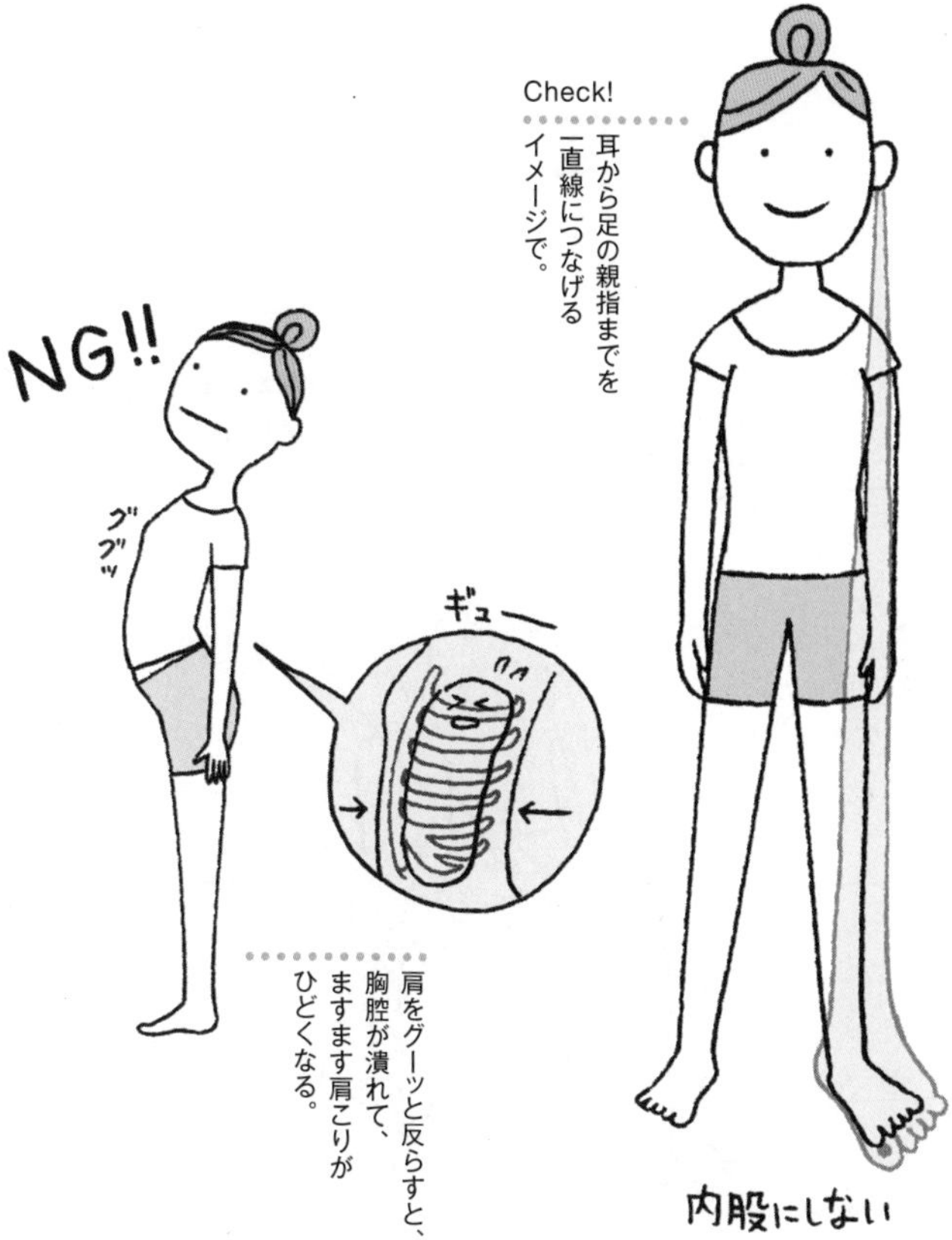
Check!
耳から足の親指までを一直線につなげるイメージで。
NG!!
グッグッ
ギュー
肩をグーッと反らすと、胸腔が潰れて、ますます肩こりがひどくなる。
内股にしない

さとう式④

肩こりを予防する座り方

デスクワークなどで長時間座っている人は、姿勢が原因で肩こりになっていることが多いもの。「腔」を縦に広げて座り、体の負担を軽減しましょう。

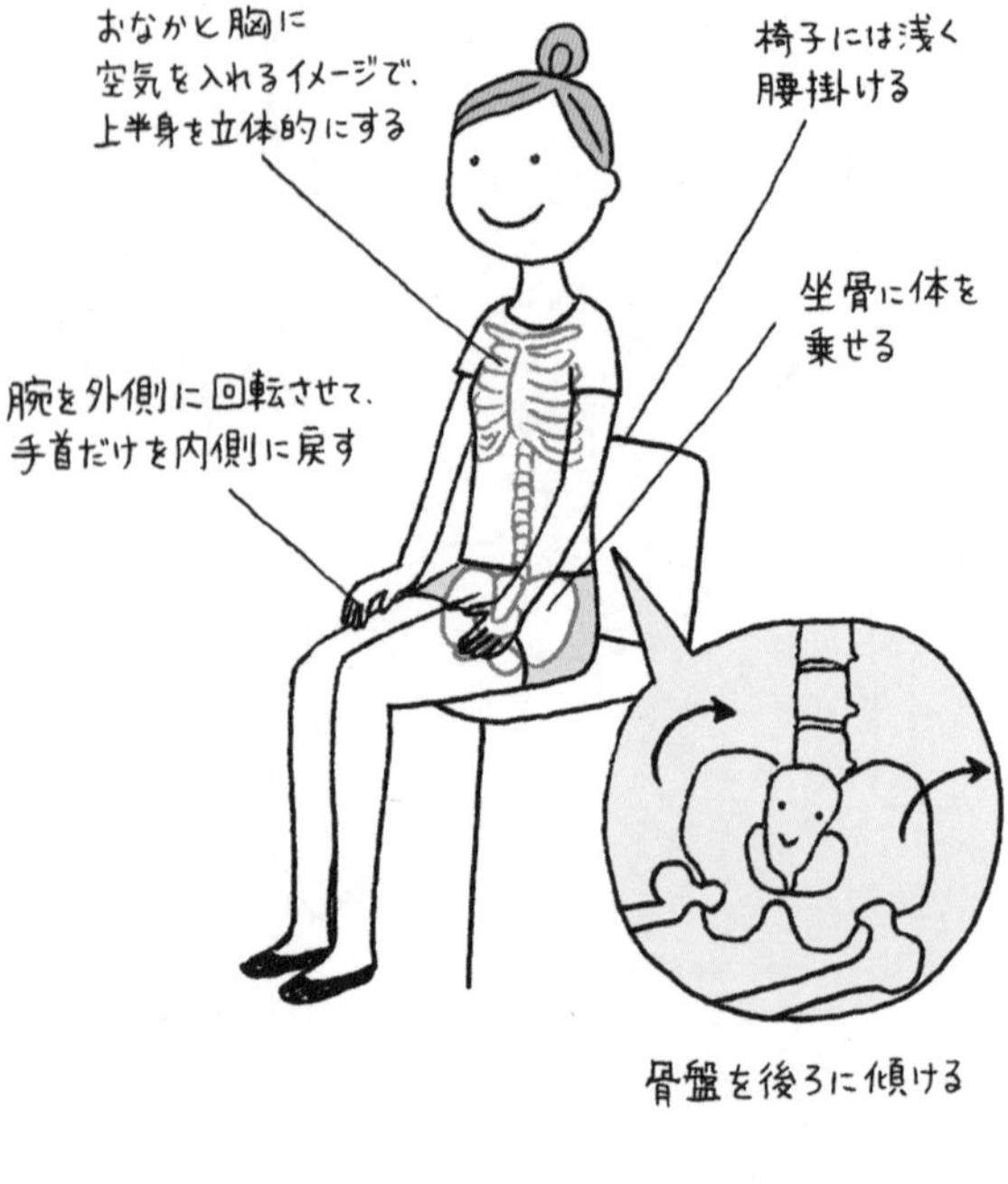
おなかと胸に
空気を入れるイメージで、
上半身を立体的にする
椅子には浅く
腰掛ける
坐骨に体を
乗せる
腕を外側に回転させて、
手首だけを内側に戻す
骨盤を後ろに傾ける

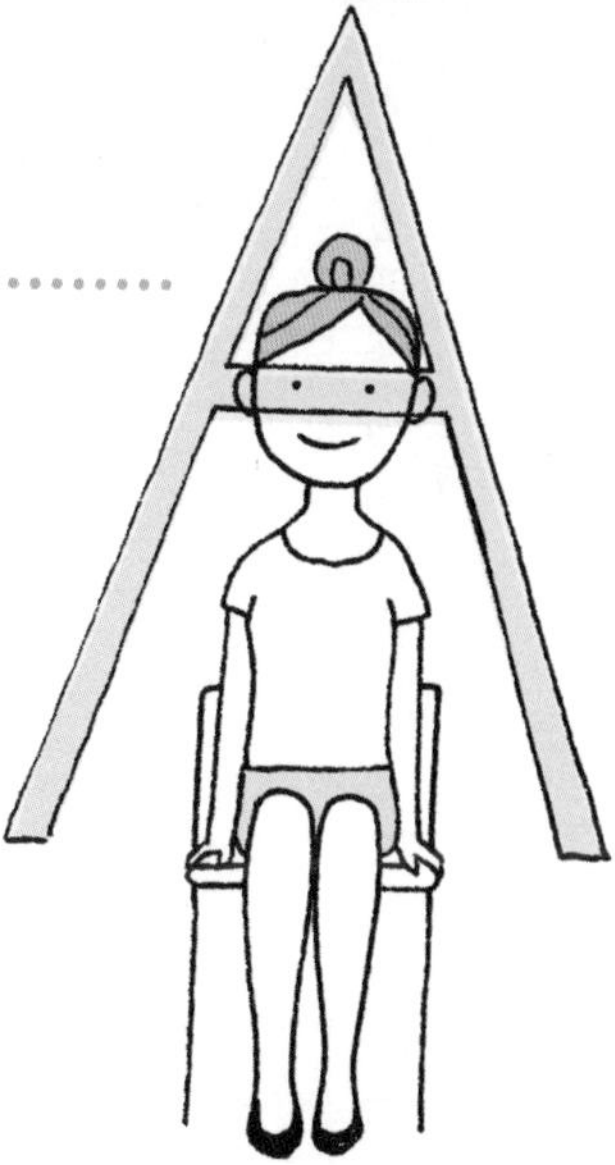

頭のてっぺんより少し上を頂点にして、耳と耳を結んだ線、坐骨で「A」の字をつくるイメージ。

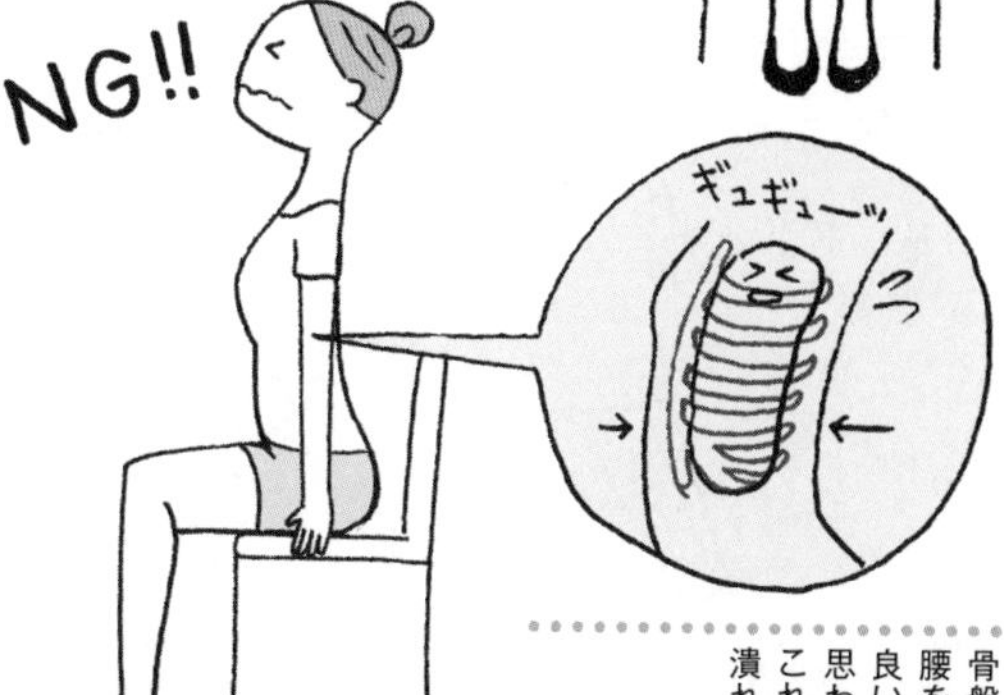

骨盤を立てて腰を反らすのが良い姿勢だと思われがち。これでは「腔」が潰れてしまう。

［さとう式⑤］

肩こりを予防する歩き方

現代人に多く見られるのは、
腰から下だけを使った歩き方。
下半身だけで歩こうとすると、
バランスをとるために
上半身に力が入ってしまいます。
そこで、みぞおちの奥にある
大腰筋を使って歩きましょう。
上半身がガチガチにならず、
肩こりを予防できます。

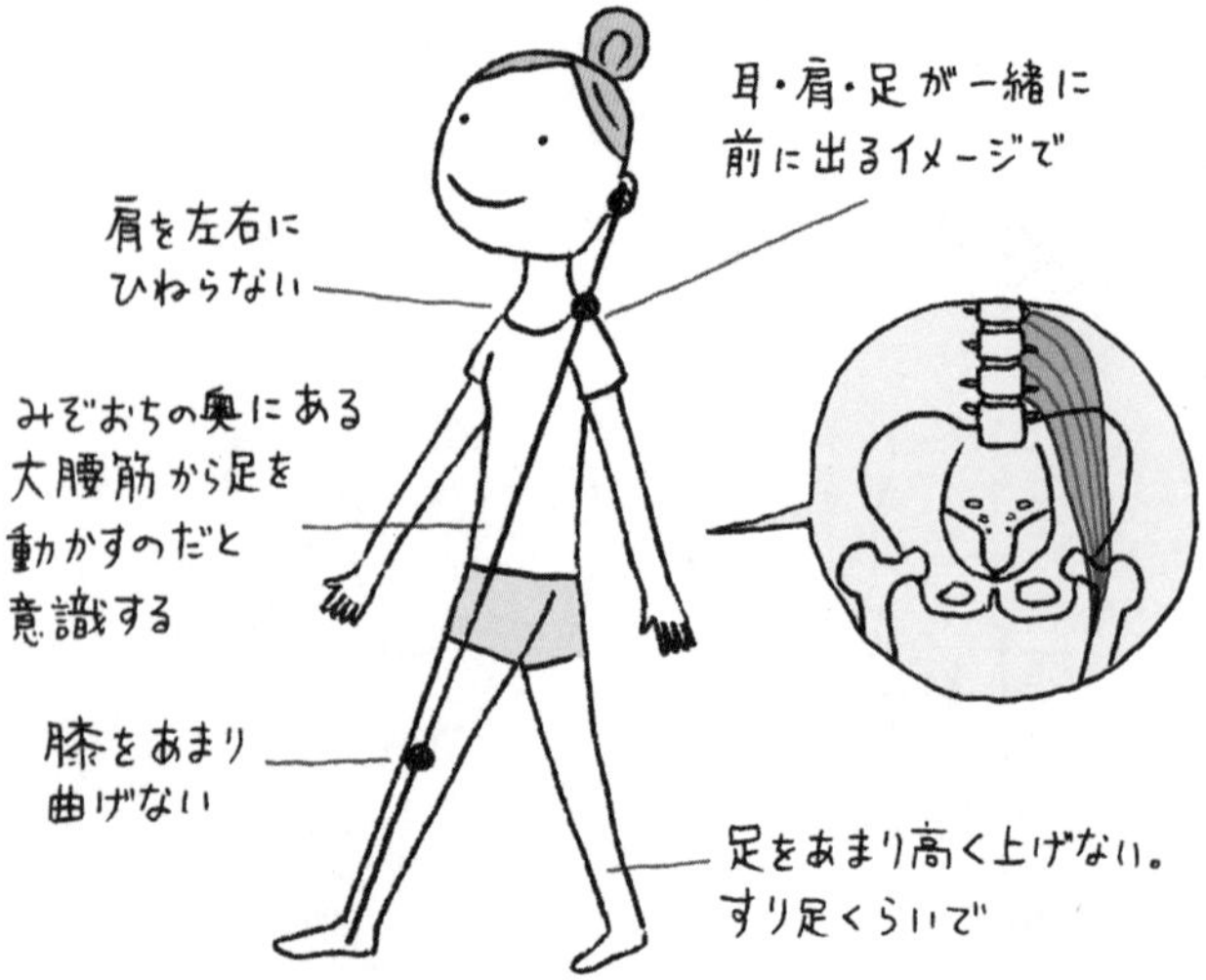
耳・肩・足が一緒に
前に出るイメージで
肩を左右に
ひねらない
みぞおちの奥にある
大腰筋から足を
動かすのだと
意識する
膝をあまり
曲げない
足をあまり高く上げない。
すり足くらいで

次のページからは、正しい姿勢の「クセ」をつけるためのメソッドを紹介します。肩こりを予防する効果もあるので、ぜひ続けてみてください。

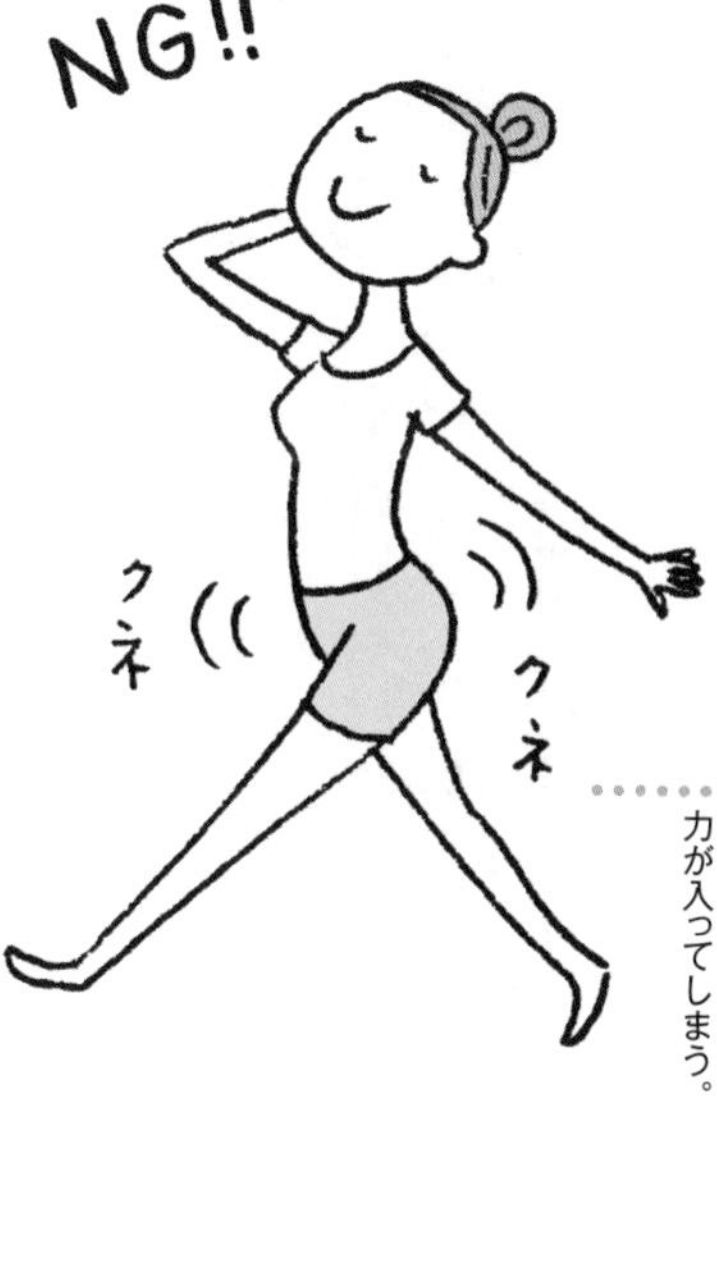

腰から下をひねって歩く「モデル歩き」では大腰筋が使えず、おのずと肩に力が入ってしまう。

さとう式⑥

キラキラパタパタ体操

正しい立ち姿勢を作るための体操です。
毎日繰り返し行なうことで、
猫背や肩の反らしすぎが治っていきます。
肩こりの緩和にも効果的です。

解説動画はこちら

パスワード
shodensha

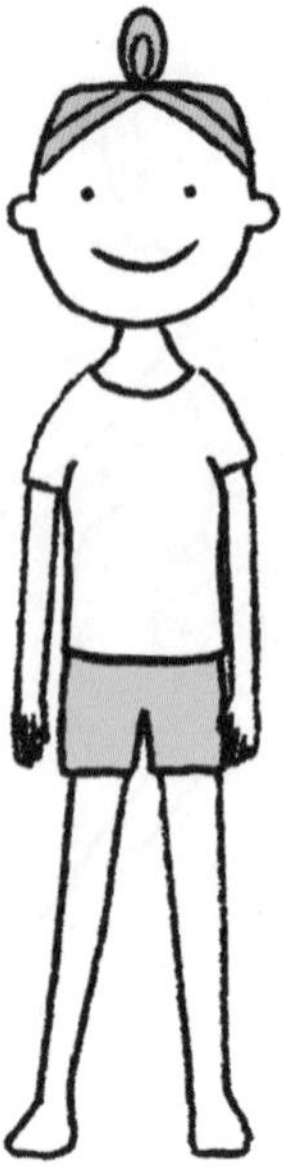

1

足を肩幅くらいに
開いて立ち、
両手を
自然に下ろす。

［さとう式⑥］
キラキラパタパタ体操

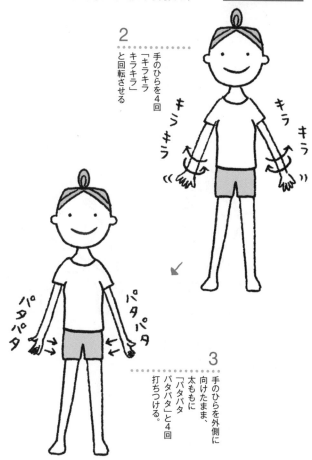

2

手のひらを4回
「キラキラ
キラキラ」
と回転させる

3

手のひらを外側に
向けたまま、
太ももに
「パタパタ
パタパタ」と4回
打ちつける。

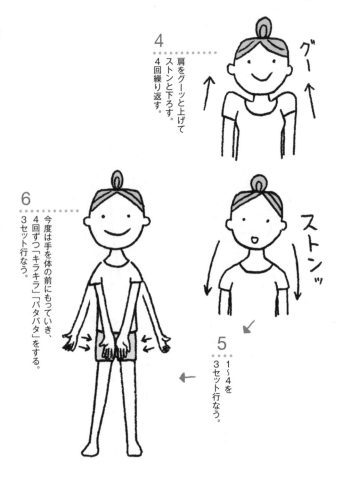

4

肩をグーッと上げて
ストンと下ろす。
4回繰り返す。

5

1～4を
3セット行なう。

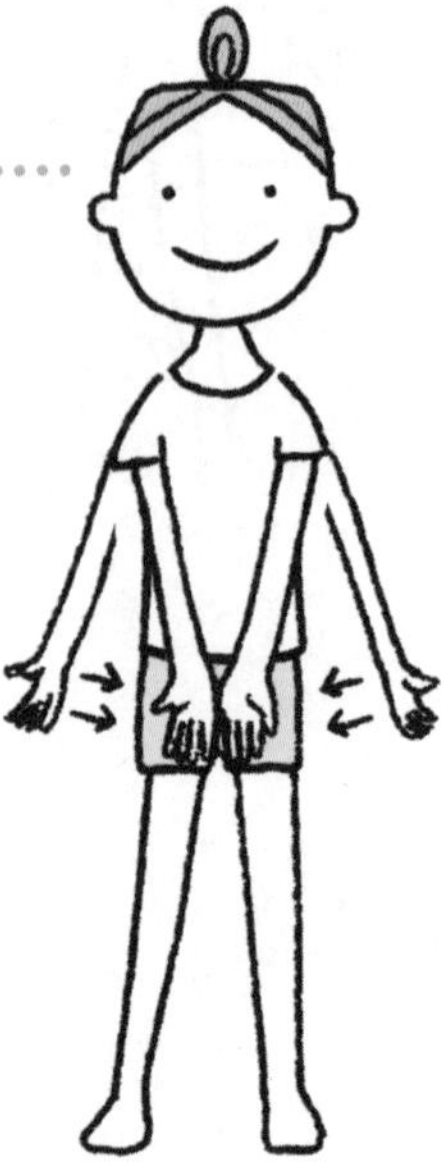

6

今度は手を体の前にもっていき、
4回ずつ「キラキラ」「パタパタ」をする。
3セット行なう。

Check!
後ろで手がくっつかなくても
大丈夫。無理しない範囲で
動かすことが重要!

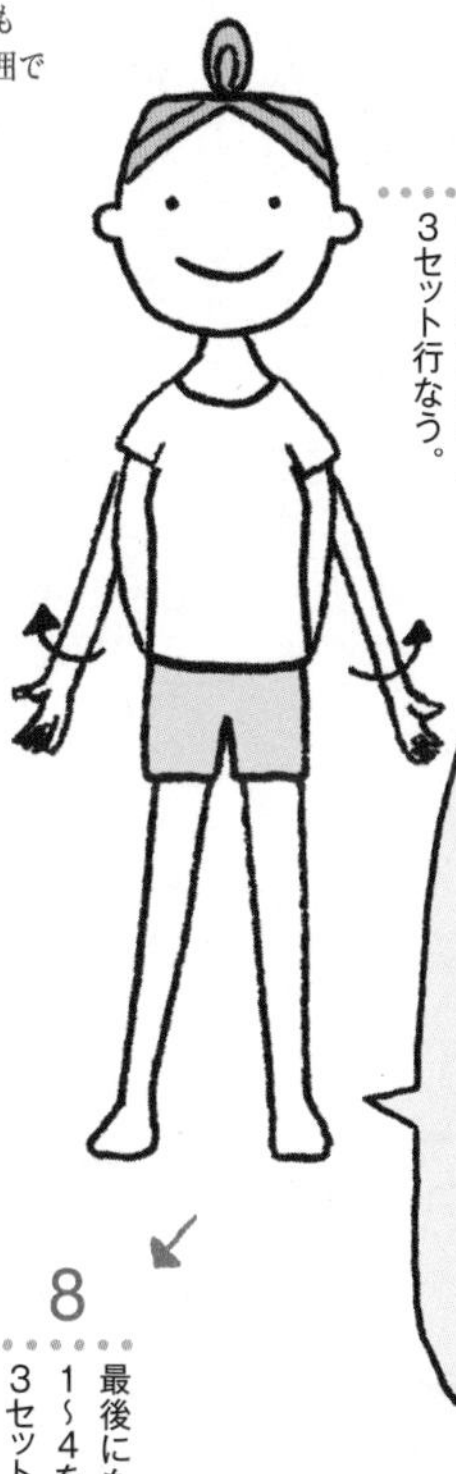

7

手を体の後ろにもっていき、4回ずつ「キラキラ」「パタパタ」をする。3セット行なう。

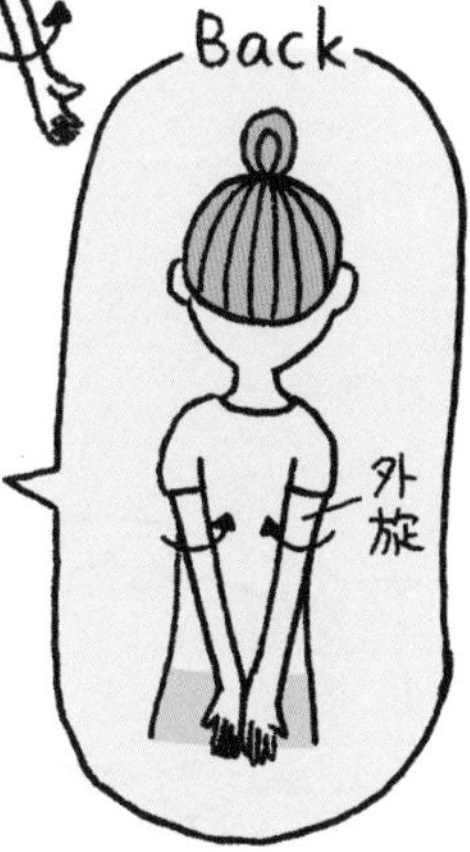

8

最後にもう一度、1〜4を3セット行なう。

POINT

後ろで手を動かすときは、肩を後ろに反らすのではなく、手だけを後ろにもっていきます。そうすることで、自然と胸腔が開かれた状態になります。

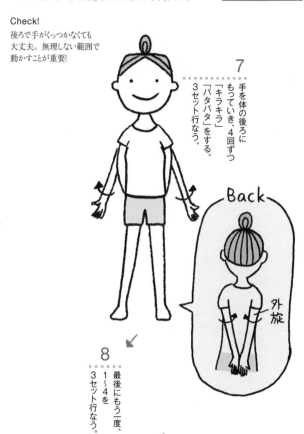

さとう式⑦

みぞおち体操

大腰筋の位置を意識して、正しい歩き方のクセをつけるための体操です。
大腰筋をゆるめることで、胃腸の動きが活発になり、不思議と肩の筋肉もゆるみます。

解説動画はこちら

パスワード
shodensha

1

仰向けになり、左右の腰骨の内側に手を当てる。

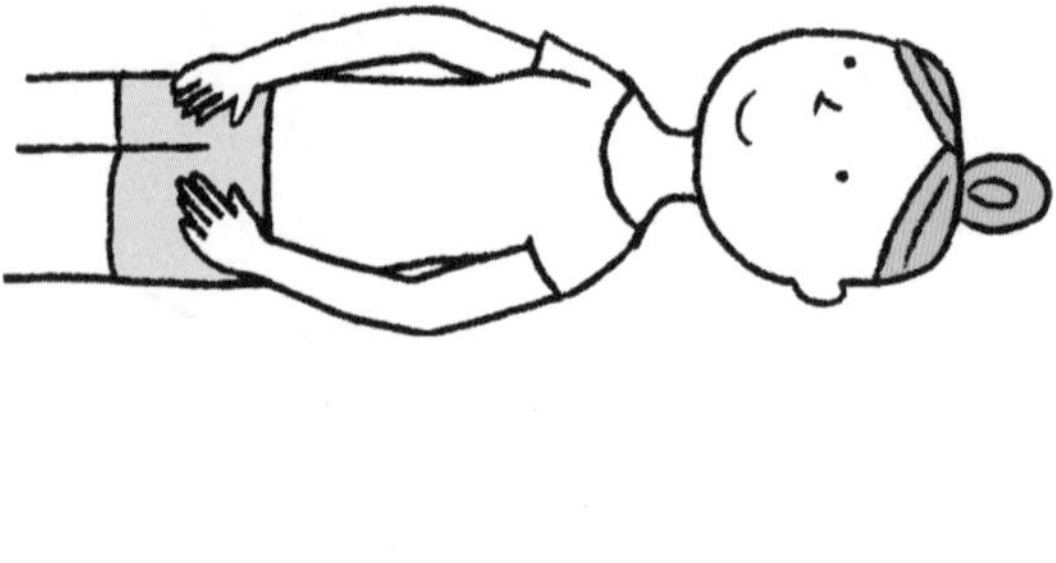

[さとう式⑦]
みぞおち体操

2

かかとを床面に付けたまま、両膝を交互に４回ずつ曲げ伸ばしする。このとき、手で大腰筋が動いていることを確認する。

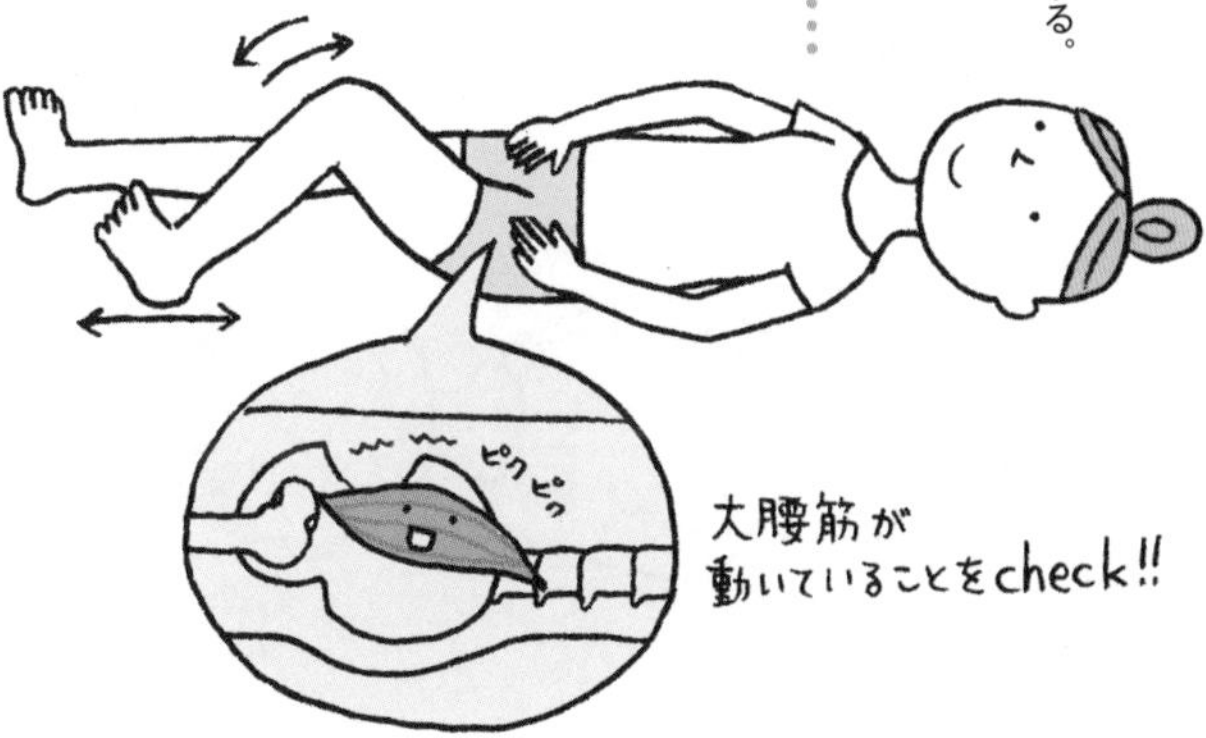

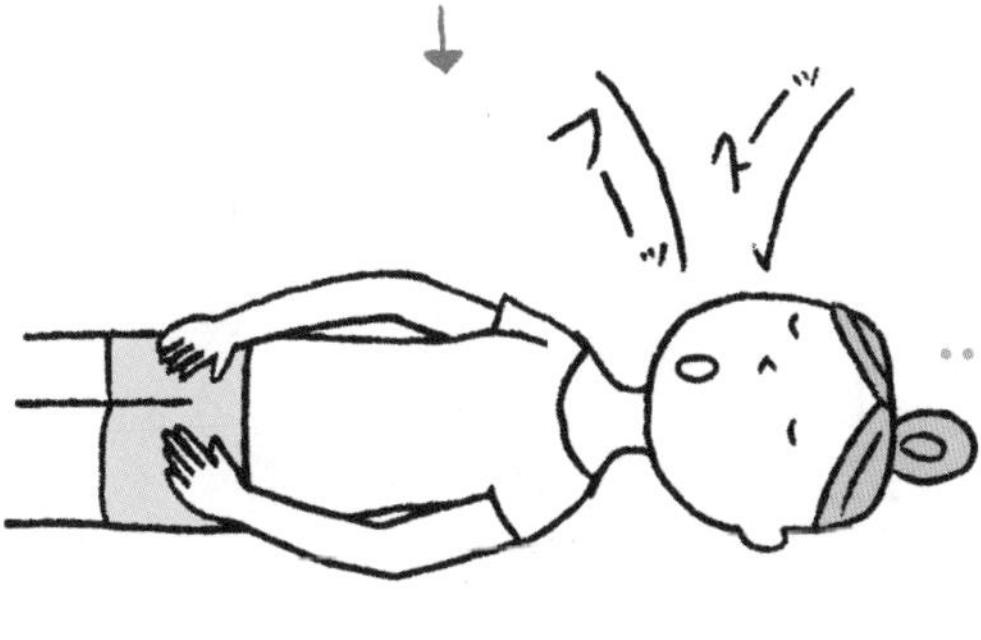

3

鼻から息を吸って、口からフーッと吐く。３回繰り返す。

4

両手をおへその
左右に当てて、
2~3を繰り返す。

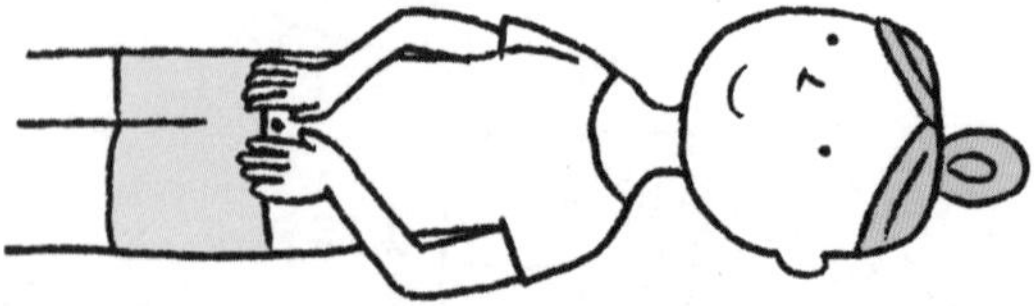

5

両手を
みぞおちに
当てて、
2~3を
繰り返す。

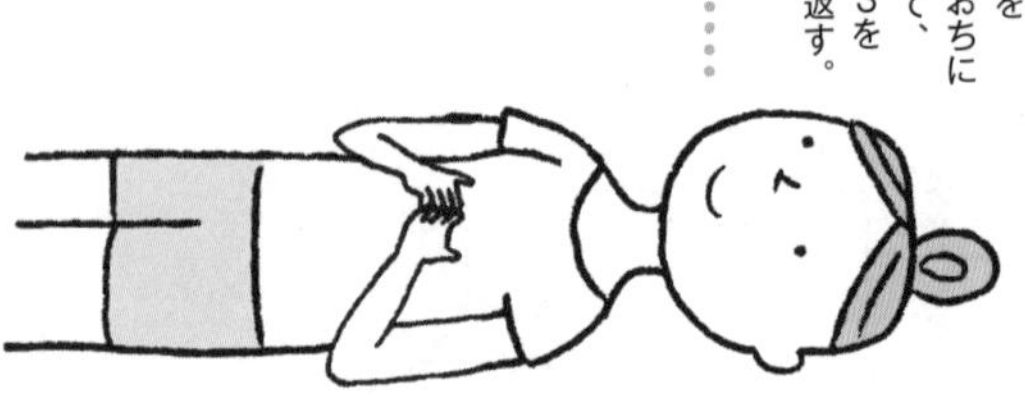

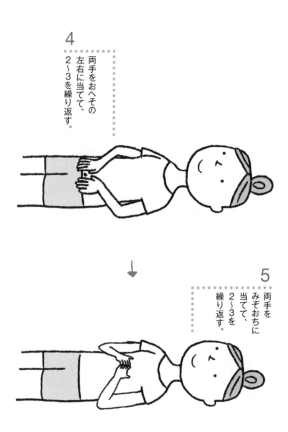

［さとう式⑦］

みぞおち体操

6

立ち上がり、足を肩幅に開く。手をみぞおちに当てて、膝を曲げずに右足を1歩前に出し、元の位置に戻す。左足も同じように出し、戻す。

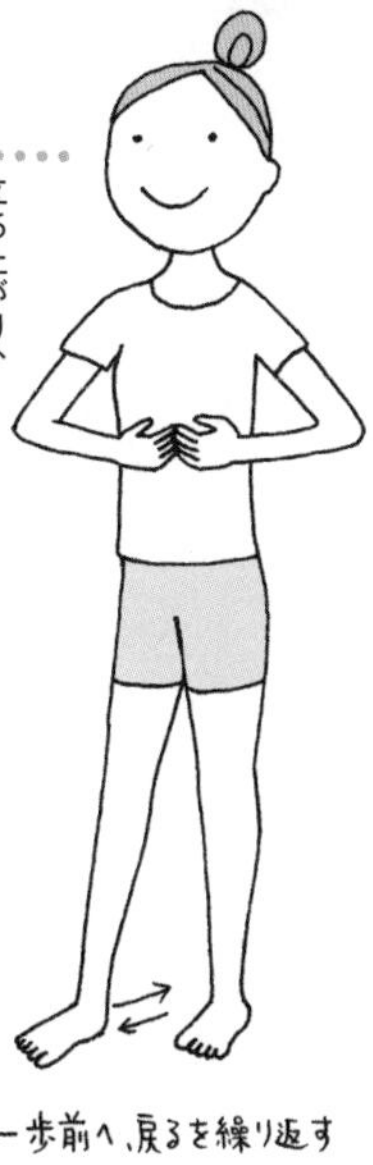

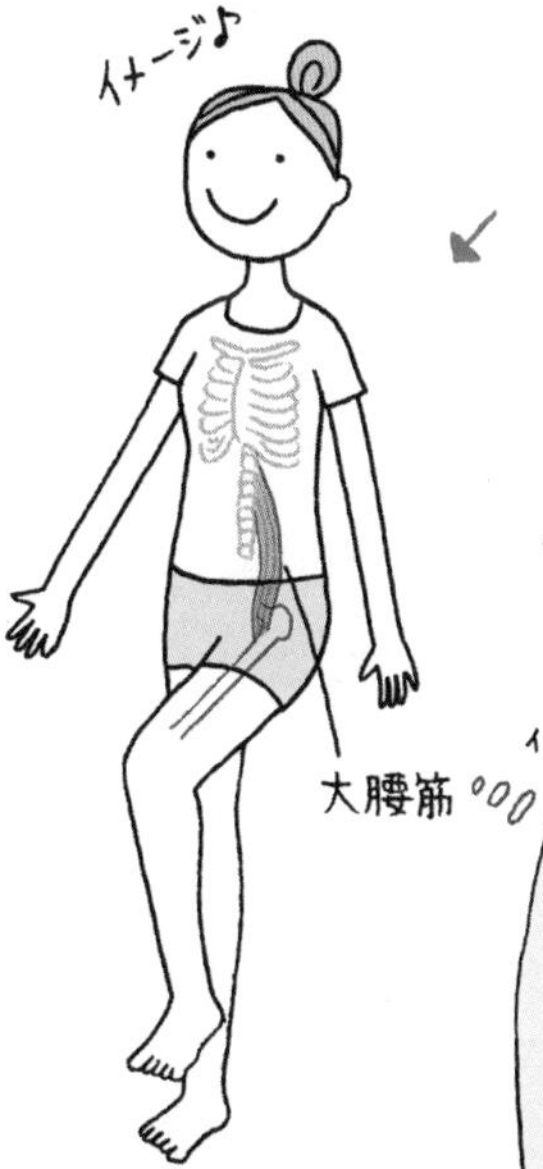

7

動いていた筋肉を意識しながら8回足踏みをする。みぞおちから足を出し、足を引っ張り上げるイメージで。

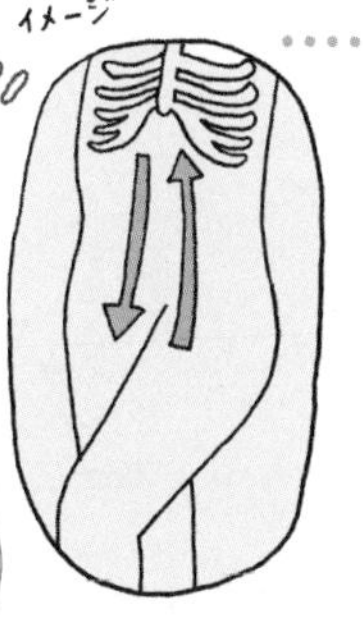

POINT

両手の位置をだんだん上げていくことで、歩くときに意識するべき大腰筋の位置がイメージしやすくなります。何度も繰り返して、「みぞおちから足を出す」というクセをつけましょう。

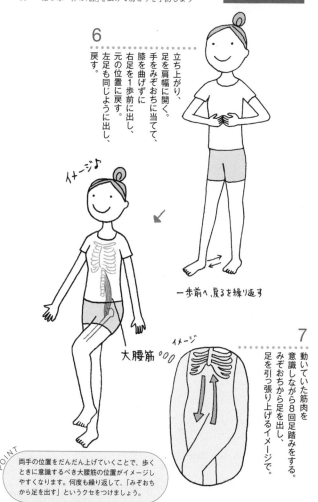

第4章

耳を中心に体を治す

「耳たぶ回し」は「筋《きん》ゆる」の元祖

前章まで肩こりを解消する「筋ゆる」のやり方や、肩こりを予防する姿勢や歩き方をお伝えしてきましたが、ここでは今まで何度もお話ししてきた「耳たぶ回し」についてご説明させてください。「耳たぶ回し」こそ「筋ゆる」のルーツと言えるのです。

「耳たぶ回し」は、その名のとおり、耳たぶを回すのが主眼のメソッドです。正確に言えば、耳たぶを回したあと、あごを動かし、顔をなで、最後に肩を動かすという一連の動作を行ないます。

「肩こりを解消したいのに、どうして耳たぶを回すの？」

そんな声が聞こえてきそうですね。なぜ「耳」なのか——その答えは、「筋ゆる」に取り組むうえで、ぜひ知っておいていただきたいポイントです。

僕が「耳たぶ回し」を考案したのは、顎関節症の患者さんたちに接していたからです。あごの不具合を治すために、耳下にある関節の周りをマッサージしていたら、ごく弱い力のほうが、すべての人に効果的であることを発見しました。

さらに試行錯誤するうちに、耳たぶを回す方法を思いつきました。筋肉をマッサージせずに、「揉まずに、押さずに、ゆるめる」という「筋ゆる」の元祖が、こうして誕生したわけです。

僕は、この方法を全身に応用しようと考え、「肩の筋肉はどうすればゆるむんだろう?」「おなかだったら?」「脚だったら?」……と、どんどん細分化していきました。すると、すべての筋肉は「耳」につながっていることに気づいたのです。

人間の体の「軸」は耳にある

第1章でもお話ししましたが、筋肉というのはソーセージのように袋に包まれていて、端が他の筋肉や骨と連結しています。手や足の末端の小さい筋肉から端をたどっていくと、ソーセージが何本も連なっているかのように、筋肉が連なるラインがあります。その筋肉のラインは、どこからたどっていっても、最終的に耳の下にたどりつくのです。耳から上には、顔や頭につながるラインもあります。

そう、耳は全身の筋肉が集まる中心駅みたいなものなのです。

SFマンガに出てくる火星人を思い浮かべてみてください。たいてい巨大な頭から直接手足がニューッと生えている、タコのような姿をしていますよね。人間の体は、極端に言えばあれと同じです。手足や胴体は、ソーセージみたいに、耳からブラブラとぶら下がっているだけなのです。

ぶら下がっているだけですから、横に揺らせば、どの方向にでもブラブラと揺れます。支点となっているのは、耳と耳の間を結んだ線です。

つまり、人間の体には「縦の軸」がないのです。あるのは、両耳の間の「横の軸」だけ。口をパカッと開けるとき動く関節に、目刺しのように横棒が貫いているところをイメージしていただければけっこうです。

よく「コアマッスル」という言い方をしますが、胴体の中は空洞ですから、コア（中心）はありません。縦の軸というのは、実のところ、人間がイメージのうえでつくっているだけです。耳と耳を結ぶ横の軸は固定されていますが、縦のラインは自由に変えられるのです。それだけに、耳と耳の間に「横軸」があるという意識をもつことが大事です。

ちなみに、「体の中は空洞である」という意識をもつことも、実は非常に重要です。これについては、第3章で詳しくお話しししました。

人間の体は火星人と同じ！？

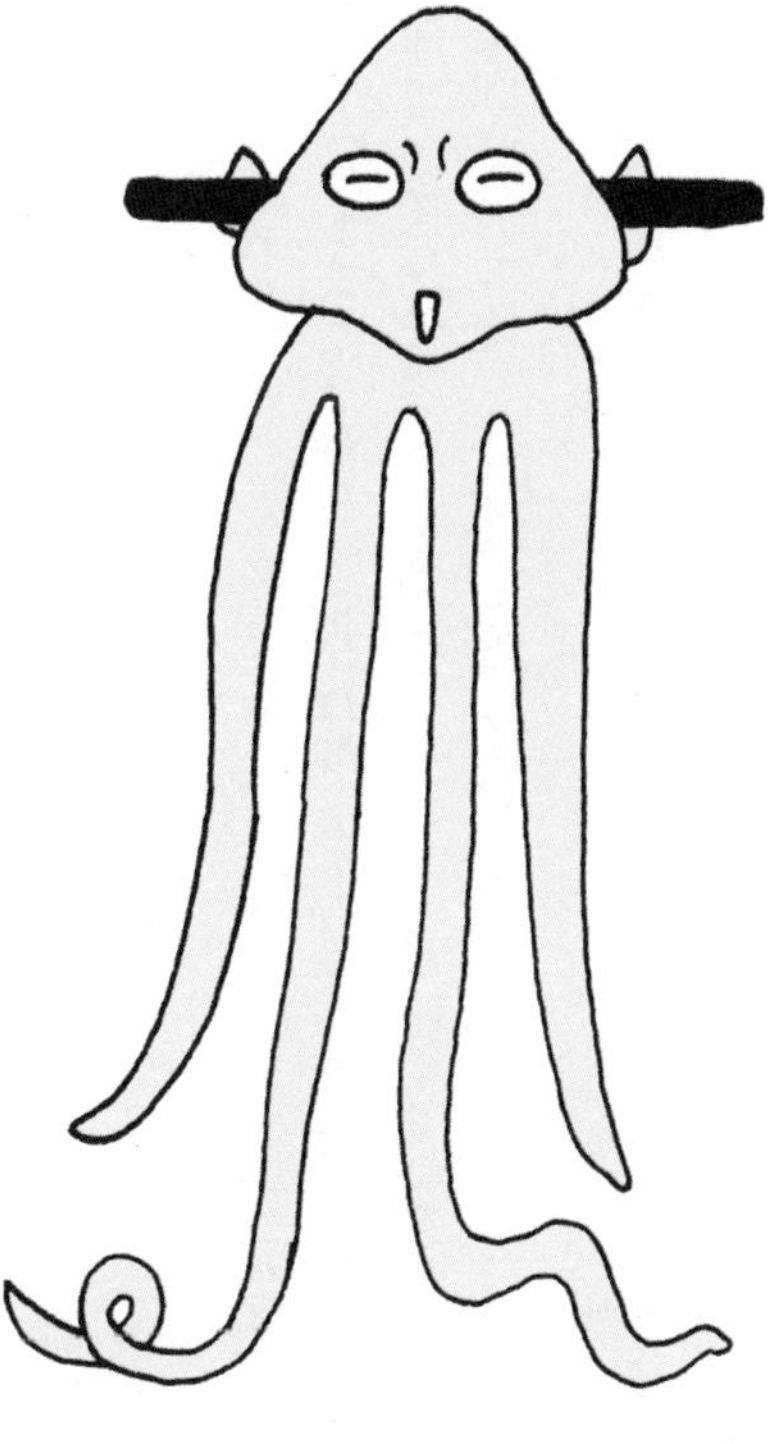

手足は「耳から」生えている

僕はよく「筋ゆる」のデモンストレーションとして、立っている人の足をつかみ、体を持ち上げてみせます。第1章で紹介したセミナー受講者の感想の中で、柔道をしている男性が、「僕に跳ね返されたので驚いた」と言っていましたね。僕が自分よりずっと体格のいい男性をヒョイッと持ち上げるので、いつもみなさんビックリしてくれます。

「耳から足の先まで」をつなげるイメージで立ってもらうと、体がどっしりと安定します。それを示すために、デモンストレーションを行なっています。

体を安定させるときに、よく「頭のてっぺんから足の先までを一直線にして」と言いますよね。でも、僕は頭のてっぺんではなく、「耳から足の先まで」をつなげるほうがいいと思います。手足は「耳にぶら下がっている」のですから、「耳から」つなげる意識をもつほうがよいのです。

実際、超一流のスポーツ選手は「耳から」体を動かしています。イチロー選手がよくやっているバットを立てるポーズ。あの構えはバットと耳をつなげているように見えます。腕だけでバットを振っているのではなく、耳を軸にして肩全体を動かしているのがわかります。

腕だけ、脚だけを動かそうとすると、バラバラの動きになり力が出ません。そうではなく、体の軸である耳から「腕が生えている」「脚が生えている」と意識して動かすと、全身の連携がとれて大きな力を発揮できます。

人間の意識というのは、僕たちの想像以上に大きな力をもっています。だから、体を動かすときだけでなく、体をゆるめるときも、「耳に軸がある」とイメージすることが大切です。そうすれば、筋肉がうまく連携してくれて、効果的にゆるめることにつながります。

肩こり対策という観点から見ても、耳から体を動かすことは重要です。腕だけを動かそうとするから、局所的に負担がかかってしまい、肩こりになるのです。「手足は耳から生えている」、これを意識してください。

「耳たぶ回し」の意外な効果とは？

さきほどから「耳、耳」と言っていますが、それは耳下にあるあごの関節と同義です。歯科医師として長年顎関節症の治療に携わってきた僕は、この部分が「体のかなめ」であるとつくづく実感しています。

顎関節症を患《わずら》うと、あごが開閉しづらくなったり痛みが出たりして、しゃべることや食べることが困難になります。食べ物をうまく噛《か》めないので、消化不良による胃腸のトラブルも起こりやすくなります。それだけでなく、頭痛や肩こり、耳鳴り、自律神経失調症にもつながります。人によっては、不快な症状からうつ症状に陥ることもあります。

あごの関節が動きにくくなるのは、筋肉が緊張しているからです。その原因は、噛み合わせが悪いからだと考えられており、多くの歯科医院では、口腔に器具を装着するなどして、噛み合わせを調節する治療を行なっています。

でも、僕はそのような治療をしません。顎関節症を噛み合わせで解決しようとするのは、傾いた家のドアだけを直しているようなものです。ドアがガタついてスムーズに開かなくなったのは、家全体が傾いているから。にもかかわらず、ドア＝口腔だけを治そうとして、一生懸命いじくり回すのは本末転倒だと思います。

あごの筋肉が緊張するのは、首や肩、ひいては体全体のバランスが崩れているからです。すべての筋肉がつながる耳の下＝あごが、姿勢の悪さなどによって片方だけ引っ張られたりするので、緊張してしまうのです。だから僕は、いつも「口腔から全身を見る」ことを心がけています。まずあごの筋肉をゆるめて、それから他の症状に対応した「筋ゆる」を行ない、体全体のバランスを整えていくのです。

そんな僕が、あごの筋肉をゆるめる方法として、患者さんに「耳たぶ回し」を指導するようになったのは十数年前。それからまもなく、予想外の反響を得ることになりました。

まず、顎関節症が改善して、頭痛や肩こり、耳鳴りがなくなったという声が多数寄せられました。ここまでは予想の範囲内でしたが、驚くべきは、「シワやたるみがなくなった」「小顔になった」「血色が良くなった」という美容効果がぞくぞくと報告されたことです。「耳たぶ回し」をしたことで、リンパの流れが促進され、肌の新陳代謝が活発になったのがその一因だと考えられます。

さらに、「冷え性が改善した」「花粉症の症状が出なくなった」「ぐっすり眠れるようになった」……などなど、実に多様な報告が、今日でも寄せられています。

耳の周りには、全身につながる筋肉のラインやリンパ管が集中しているので、驚くほどいろいろな症状の緩和につながるのだと思います。だから、「耳たぶ回し」は「筋ゆる」のルーツなのです。それでは「耳たぶ回し」を始めましょう！

[さとう式⑧]
耳たぶ回し

「耳たぶ回し」は、肩こりが解消するだけでなく、耳鳴りや頭痛が軽減したり、顔のたるみが引き締まったりといった幅広い効果が期待できるオールマイティーなメソッドです。3つのステップを連続で行なうのが基本ですが、ちょっとしたすきま時間に、ササッとひとつ行なうだけでも効果はあります。「毎日」「こまめに」が効果が出る秘訣です。

STEP 1

耳の下を回すことで咀嚼筋をゆるめ、首まわりを"ふにゃふにゃ"にするメソッドです。頬の筋肉をリリースするので、シワ予防にもなります。

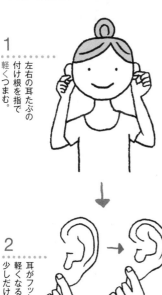

1
左右の耳たぶの付け根を指で軽くつまむ。

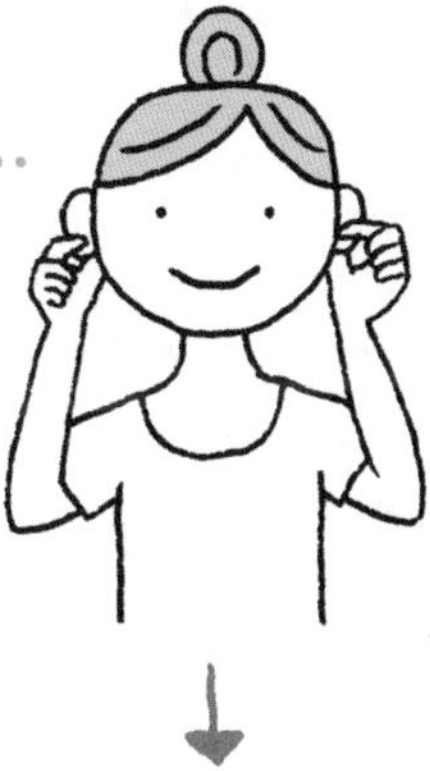

2
耳がフッと軽くなるように少しだけ持ち上げる。

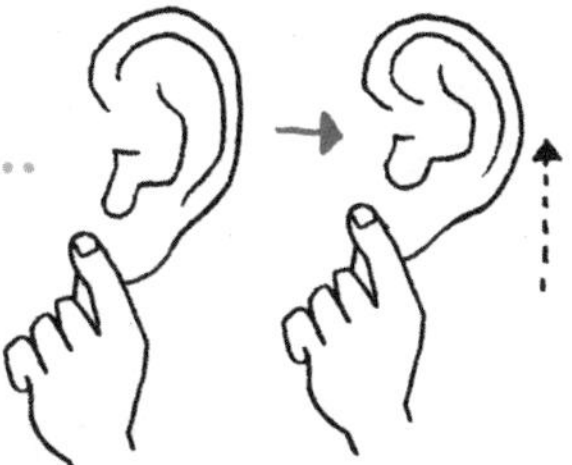

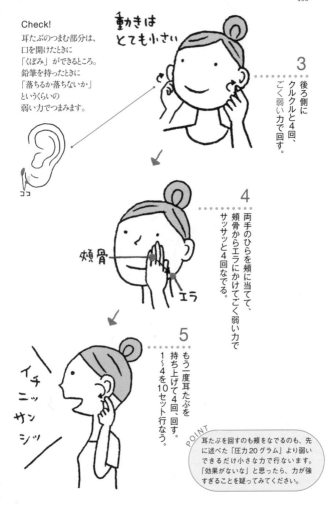

Check!

耳たぶのつまむ部分は、
口を開けたときに
「くぼみ」ができるところ。
鉛筆を持ったときに
「落ちるか落ちないか」
というくらいの
弱い力でつまみます。

3

後ろ側に
クルクルと4回、
ごく弱い力で回す。

4

両手のひらを頬に当てて、
頬骨からエラにかけてごく弱い力で
サッサッと4回なでる。

5

もう一度耳たぶを
持ち上げて4回、回す。
1～4を10セット行なう。

POINT

耳たぶを回すのも頬をなでるのも、先に述べた「圧力20グラム」より弱いできるだけ小さな力で行ないます。「効果がないな」と思ったら、力が強すぎることを疑ってみてください。

STEP 2

STEP1でゆるめた咀嚼筋を、
さらに揺らすことで“ふにゃふにゃ”にリリースします。
続けるうちに、あごのたるみが引き締まるという
嬉しい効果もあります。

6

下あごを前に「イー」と突き出したあと、後ろに引っ込める。これを4回繰り返す。

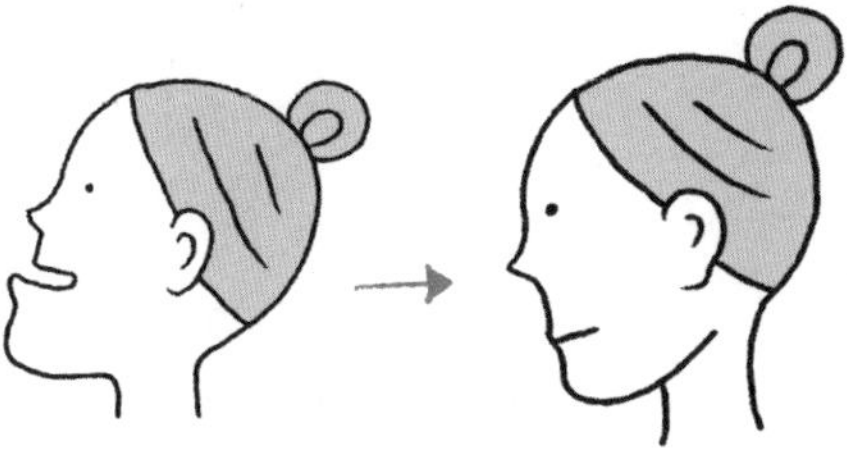

7

下あごを左右に4往復、動かす。

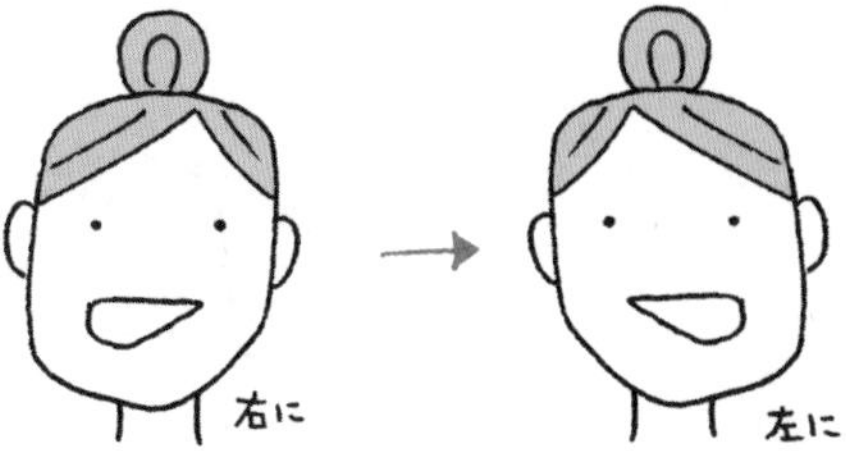

8

再び下あごを前に突き出してから、「アー」と大きく口を開ける。6～8を3セット行なう。

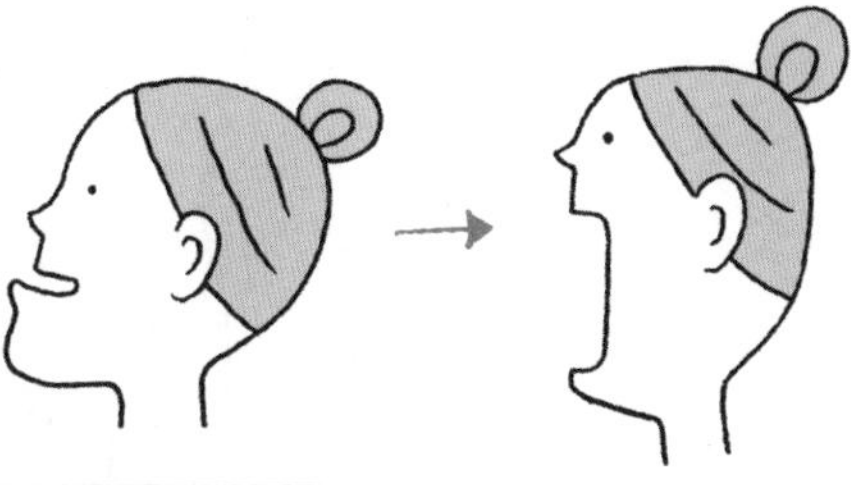

POINT

あごを動かすことで外側翼突筋・咬筋・側頭筋といった咀嚼筋がリリースされ、それとつながる首や肩の筋肉もゆるんでいきます。あごは痛くならない程度に、軽く動かしましょう。

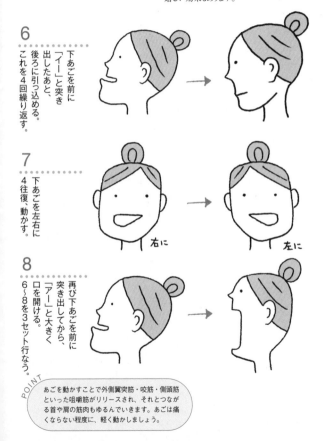

STEP 3

いよいよ最後に、肩を回して筋肉をリリースします。
つい胸をグーッと張ったり
肩甲骨をギュッと寄せたりしたくなりますが、それでは逆効果です。
肩を「耳から」動かして、"ふにゃふにゃ"に柔らかくしましょう。

9

両肘を垂直に曲げて体の真横、肩の高さまで上げる。手のひらは内側に向けて、下あごを前に出す。

横から見ると…
45~90°
90°キッチリでなくても大丈夫です！

10

肘を後方に4回回す。耳から回すイメージで。

肘だけね

11

肩を4回、後ろ回しにする。耳を支点に、縄跳びの縄を回すイメージで。

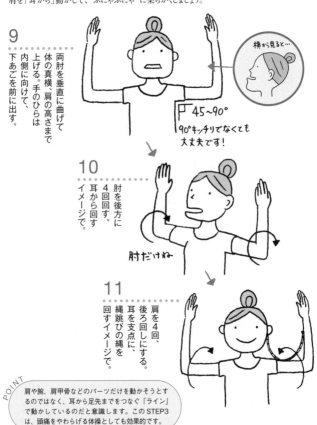

POINT

肩や腕、肩甲骨などのパーツだけを動かそうとするのではなく、耳から足先までをつなぐ「ライン」で動かしているのだと意識します。このSTEP3は、頭痛をやわらげる体操としても効果的です。

第5章

全身を〝ふにゃふにゃ〟にしてハッピーになろう

体の悩みの9割は「筋《きん》ゆる」で治る

さて、肩こりの解消法と予防法がわかったところで、「こり」とサヨナラできるという希望が見えてきたのではないでしょうか？

でも、みなさんのお悩みは、きっと肩こりだけではありませんよね。肩の筋肉がこっている人は、体内の「水」が停滞していたり、「腔」が潰れて全身の筋肉のバランスが崩れていたりする可能性が大です。そんなみなさんは、肩こり以外にも、さまざまな不調に悩まされることが多いのではないでしょうか。

ここからは、腰痛や目の疲れ、脚のむくみなど、さまざまなお悩みに対応した「筋ゆる」を紹介します。ぜひ体のあちこちを〝ふにゃふにゃ〟にゆるめて、気になる症状を一掃してください。

ひとつ注意していただきたいことがあります。それは、「痛みを探さない」こと。

体に痛いところがあると、そこばかり気になって、「痛いかな？　どうかな？」と探りながら触ったり体を動かしたりしがちですよね。痛みを忘れているほうが幸せなのに、わざわざ探し出しているのです。それって不幸だと思いませんか？

かく言う僕も、ずっと前から、肩を回すときに少しだけカリッと引っかかる箇所があります。肩を回すときには、いつも「痛いかな？　ああ、やっぱり痛かった！」と探し出しては確認していました。しかしその後、痛くない範囲を探すように動かすと、まったく痛みなしに大きく動かせるようになり、逆に引っかかるような箇所はどんどん小さくなりました。一生懸命痛みを探していたことを思い返すと、われながら意味不明だと思います。

痛みにスポットを当てるのは、わざわざ不幸を探して、不幸を増やしているようなものです。それよりも、幸福を増やしたほうがずっと良いですよね。

「筋ゆる」をしているときに、痛みを探し出すのはやめましょう。もし、少しでも痛みが出るなら、痛みのないギリギリのところで少しだけ揺らすなどしてみてください。それでも痛みが出るなら、呼吸するだけとか痛みを与えないことが重要です。

筋肉を〝ふにゃふにゃ〟にすれば、キレイになる

体の不調を解消し、筋肉を〝ふにゃふにゃ〟にするというのは、マイナスをゼロに戻す作業です。でも、「筋ゆる」でできるのはそれだけではありません。「キレイになる」という、プラスに引き上げるメソッドでもあるのです。

「耳たぶ回し」をはじめとする「筋ゆる」には、リフトアップ効果や美肌効果があるものが多いですが、ここでは、気になるシワにピンポイントでアプローチするメソッドを個別に取り上げています。筋肉にやさしく触ることで、顔の筋肉をゆるめるのがその主眼です。

筋肉をゆるめると、なぜシワが伸びるのでしょうか?

シワというのは、皮膚の表面の問題だと思って、みなさん一生懸命お肌にクリームを塗ったりマッサージしたりしていますよね。実は、シワが現われるのは皮膚の下の筋肉が収縮しているからなのです。

ベッドの下のマットレスが縮んでクシャクシャになっていたら、いくらシーツを

ピンと張ろうとしても、シワが出てしまいます。縮んで硬くなったマットレス＝筋肉を〝ふにゃふにゃ〟にゆるめれば、筋肉は「水」を吸い込んでふっくらとし、おのずと皮膚がピーンと張ります。

実のところ、僕のセミナーで一番大きな反応があるのは、こういったアンチエイジング効果です。体験者の顔の片側だけにケアをすると、片方だけほうれい線が消えるので、女性の受講者たちは「えーっ⁉」と驚きの声をあげ、目を輝かせるのです。とはいえ、アンチエイジングというのは、男女にかかわらずハッピーな気持ちにさせてくれるものです。僕は男ですけれど、いつも「若いですね〜！」と言ってもらえると嬉しいし、自信になりますよ。女性だけでなく、ぜひ男性にもそんなハッピーを実感していただきたいと思います。

年齢を希望に変えて、ハッピーになろう！

筋肉というのは、残念ながら老化により収縮していきます。年齢を重ねるとシワができたり、良い姿勢を保てなくなったり、体を思うように動かせなくなったりするのはそのためです。老化現象は自然なものとはいえ、放っておくと、体にいろいろな不具合が生じ、ひいては病気になってしまいます。

病気は、お金、時間、気力など、何もかも奪っていきます。だから僕は、年齢を重ねた人にも、これから重ねる人にも、「病気になる前に予防してほしい」と言いたいのです。「筋ゆる」は、そのためにあると言っても過言ではありません。

筋肉を老化させないために、キツイ筋トレをやったり、痛みをこらえてストレッチしたりする必要はありません。もちろん力を込めたマッサージもいりません。ほんのわずかな力で、ササッと筋肉をゆるめるだけ。これなら、いくつになっても、誰でも取り組めます。

筋肉をゆるめたら、適度に動かすことも大切です。ですが、スポーツを一生懸命やって汗をかく必要はありません。スローランニングや散歩といった負荷の低い動きを、できるだけダラダラと長くやりましょう。

筋肉をゆるめること、ゆるーい動きをすること。この2つを習慣的に行なっていれば、筋肉はずっと〝ふにゃふにゃ〟のままで、老化を遠ざけることができます。

僕は、人間の肉体のピークは六十代だと考えています。なぜなら、自分自身が五十代になっても、どんどん元気になっているからです。

四十代のはじめのころ、僕はひどい腰痛もちで、何をやっても前向きになれませんでした。でも、「筋ゆる」を始めたら、だんだん体の痛みから解放され、心が軽くなってきました。すると仕事は面白いほどうまく転がっていき、プライベートの人間関係も良くなっていったのです。心を軽くするというのはすべての源《みなもと》なのだな、と痛感する毎日です。それを生み出すのは、「健康な体」にほかなりません。

五十代の今は、四十代のときより確実に体が軽く、元気になっています。見た目も若返ったと言われます。これからも「筋ゆる」をやり続ければ、もっと良くなると確信しているので、ピークは六十代くらいかな、と思っています。女性だって、「六十代が一番キレイ」となるのは十分可能です。

年齢を重ねていくなかで、自分が「まだまだ元気になる」「もっとキレイになる」と思えるのは、大きな希望ではありませんか？　その希望を、みなさんにお届けできるのが「筋ゆる」なのです。

いくつになっても、希望をもてるというのはハッピーなことですよね。そのために、このあと紹介する「筋ゆる」をぜひ役立ててください。

腰の痛みに効く

腰の痛みを軽減する体操で、
そのポーズから「シェー体操」と呼んでいます。
脚を回すとき、疲れてきたら
軽く上下に動かすだけでもかまいません。
痛みが出ない範囲で動かしてください。

解説動画はこちら

パスワード
shodensha

1

床に横たわり、両腕を伸ばし、
肩の位置を決める。
上側の膝を曲げて床につける。
頭が床と平行に
なるように枕で高さを出す。

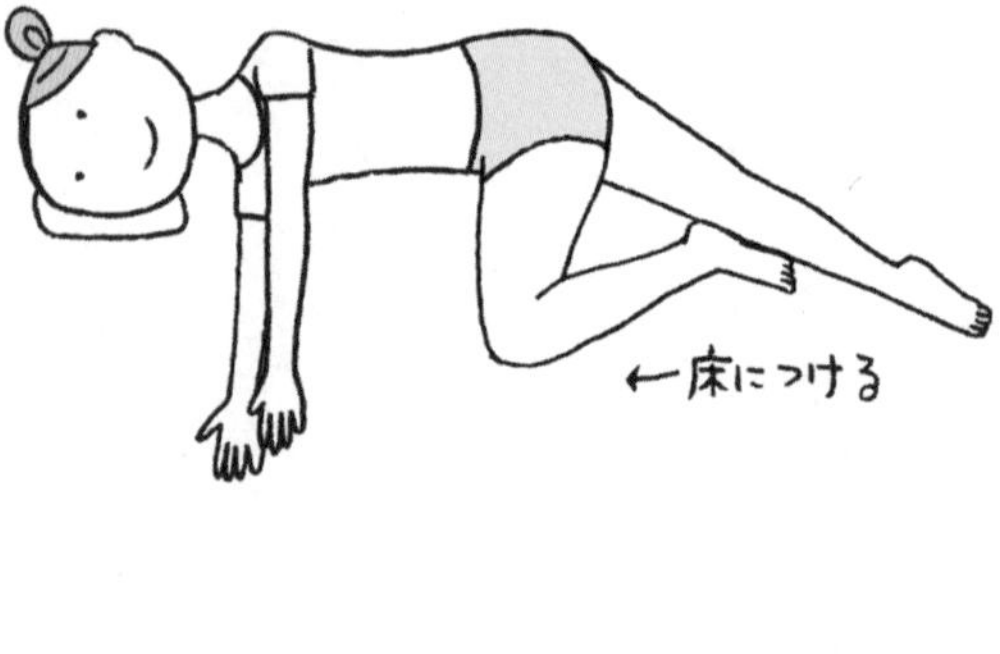

耳と腕をくっつける
お腹から肩のラインが一直線
30~45°

2

上側の腕を
耳の横につける。
目線はまっすぐ前に。
下側の手を上側の脇腹に
軽く添える。

ぐるぐるぐるぐる

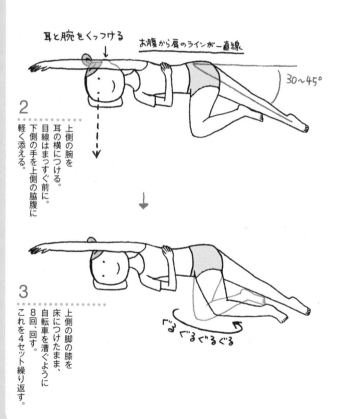

3

上側の脚の膝を
床につけたまま、
自転車を漕ぐように
8回、回す。
これを4セット繰り返す。

4

上側の肘を垂直に曲げ、
肩を外側に開く。
目線は上の手の指先に。

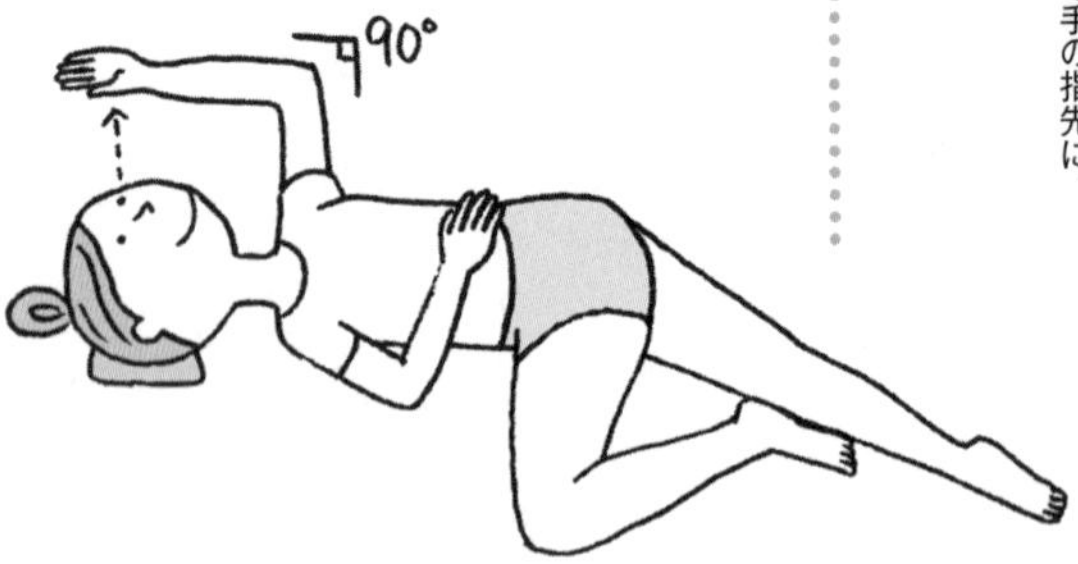

5

下側の手を
腰の上に添える。
小指が骨盤の上にかかる
ぐらいの位置に置く。
3同様に8回、回す。
これを4セット繰り返す。

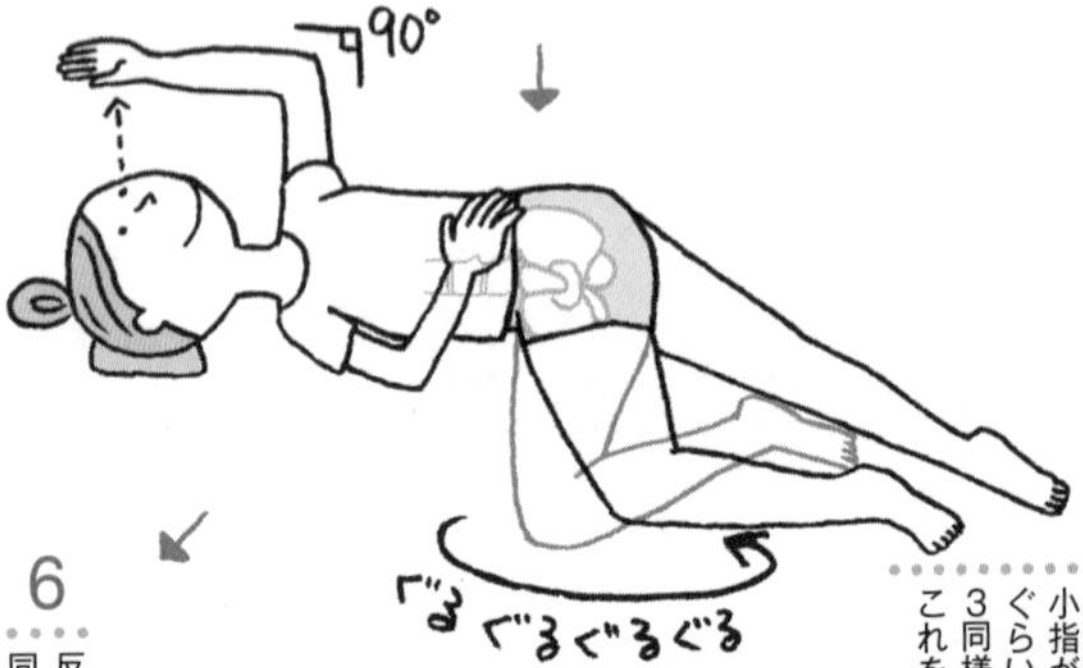

6

反対側も
同様にする。

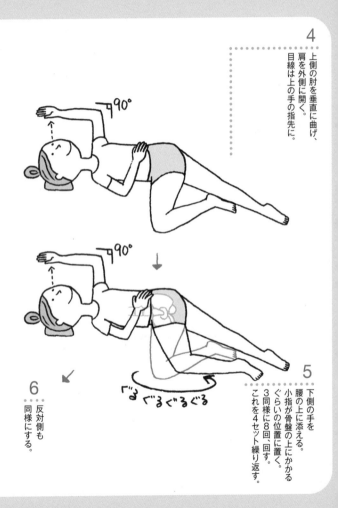

［症状別］腰の痛みに効く

「シェー体操」で十分に痛みの軽減は期待できますが、もっと継続的な効果がほしい人には、こちらの動きもチャレンジしてみてください。

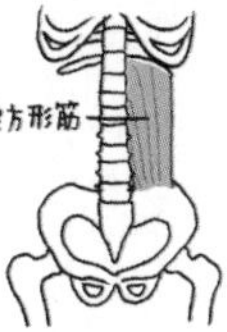

背中側の肋骨の一番下から骨盤につながっているのが腰方形筋。

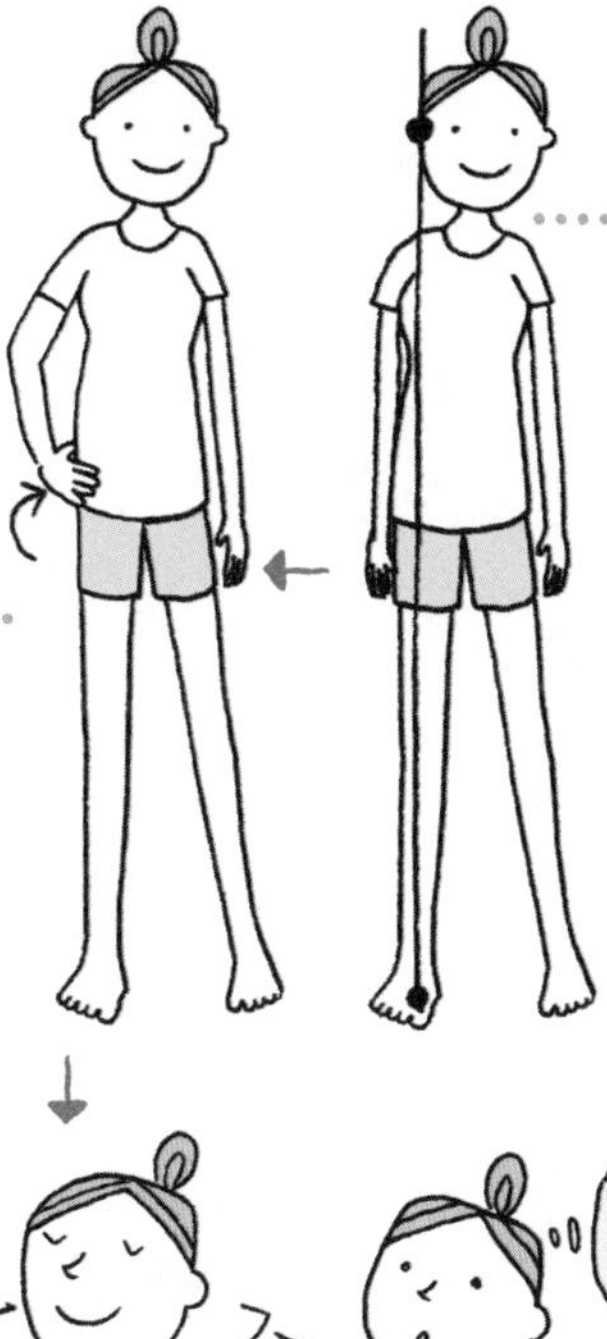

1

片足の親指側に重心をかけて立つ。耳から足の親指までが一直線になるイメージで。

2

片手の親指を腰椎の横、重心をかけた側の少しくぼんだところに当てて4回、腰を回す。

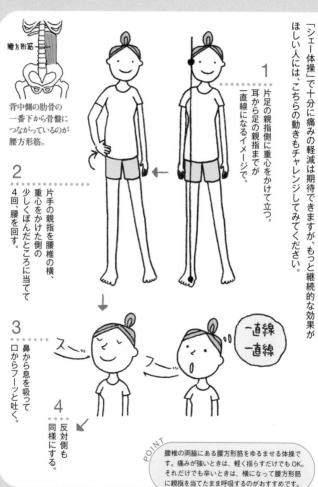

3

鼻から息を吸って口からフーッと吐く。

4

反対側も同様にする。

POINT

腰椎の両脇にある腰方形筋をゆるませる体操です。痛みが強いときは、軽く揺らすだけでもOK。それだけでも辛いときは、横になって腰方形筋に親指を当てたまま呼吸するのがおすすめです。

胃腸の働きをよくする

胃がもたれる、おなかが張る、
といった胃腸関係のトラブルを
軽減するメソッドです。
ウエストがシェイプアップされるという
嬉しい効果もあります。

1
立ったまま右脇腹を
後ろから前へ、
両手のひらで軽く
シュシュシュシュッと4回なでる

2
おなかのまんなかに手を置いて
鼻から息を吸って
口からフーッと吐き、
おなかの力を抜く。

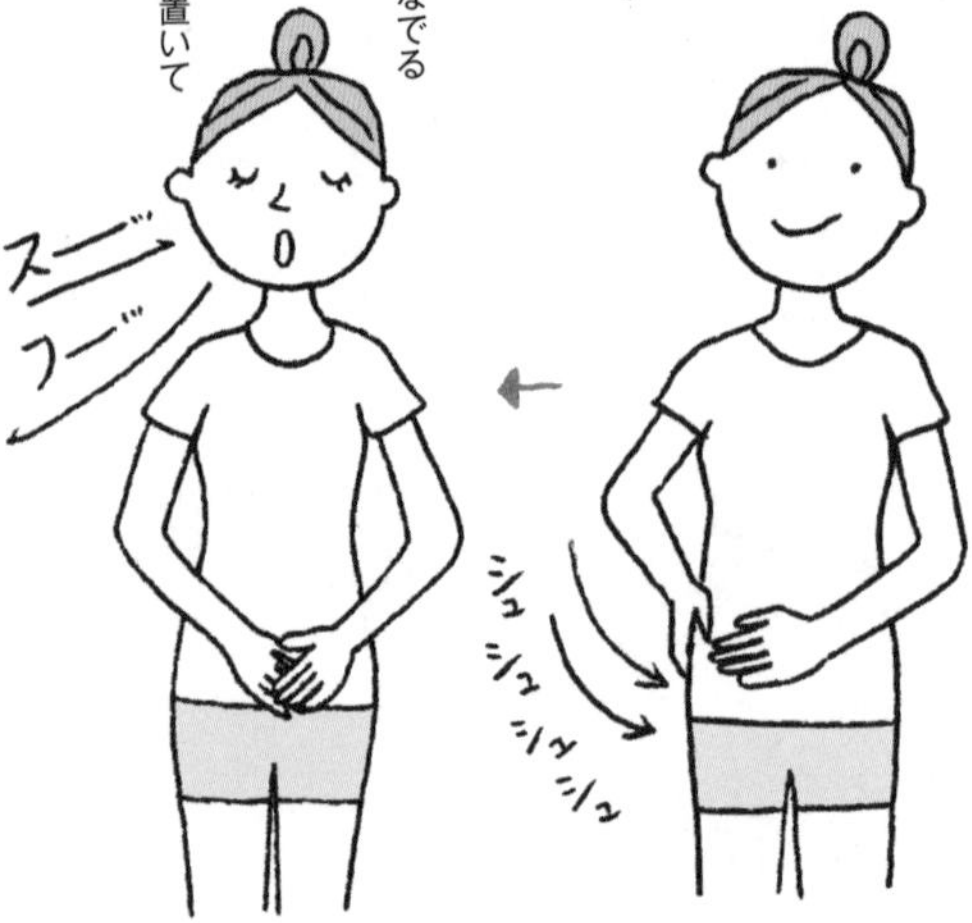

3

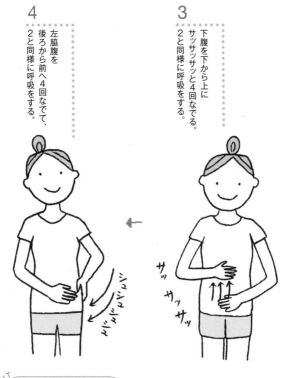

下腹を下から上に
サッサッサッと4回なでる。
2と同様に呼吸をする。

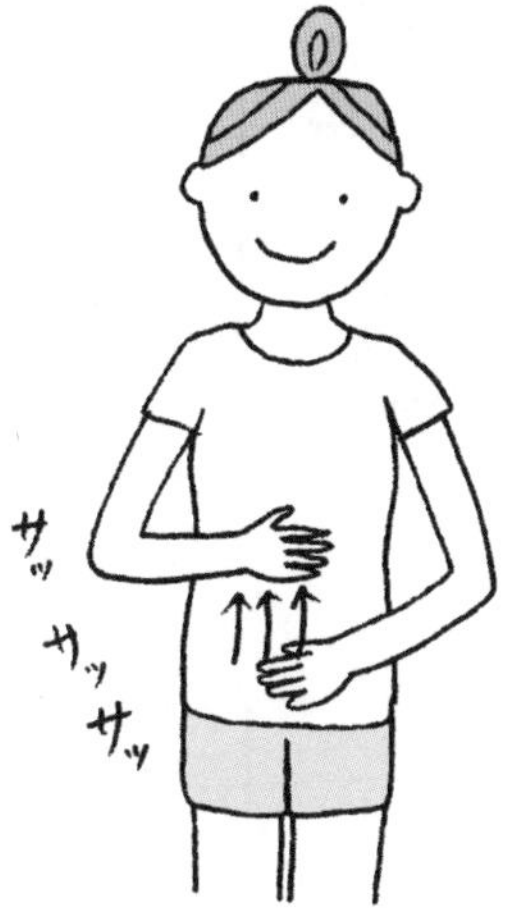

4

左脇腹を
後ろから前へ4回なでて、
2と同様に呼吸をする。

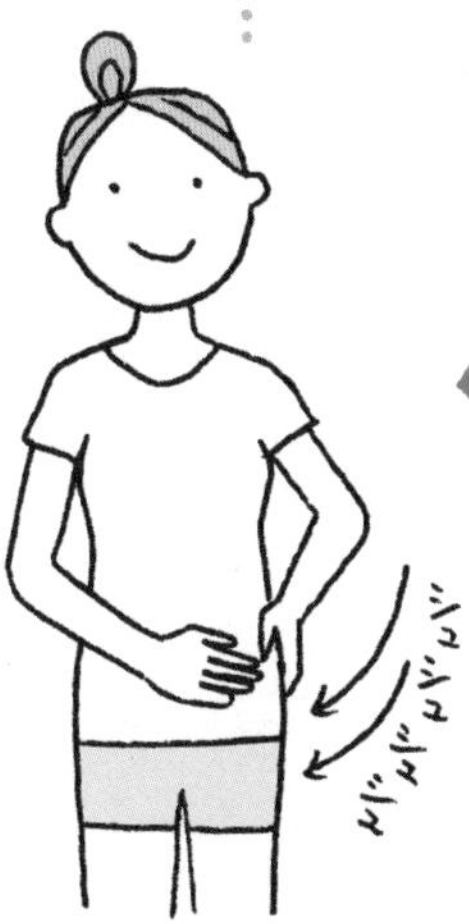

POINT

なでることで腹腔が広がり、内臓の機能が上がって、胃腸の動きが活発になります。おなかを右から左の順になでていくのがコツです。

脚のむくみに

脚がパンパンにむくんでしまったときに効果的な体操です。
エコノミー症候群の予防にもなるので、
長時間の移動中にはぜひ試してみてください。

1

椅子に腰掛けたまま両膝の間を握りこぶし
2コ分開けて、足をぴったり床につける。

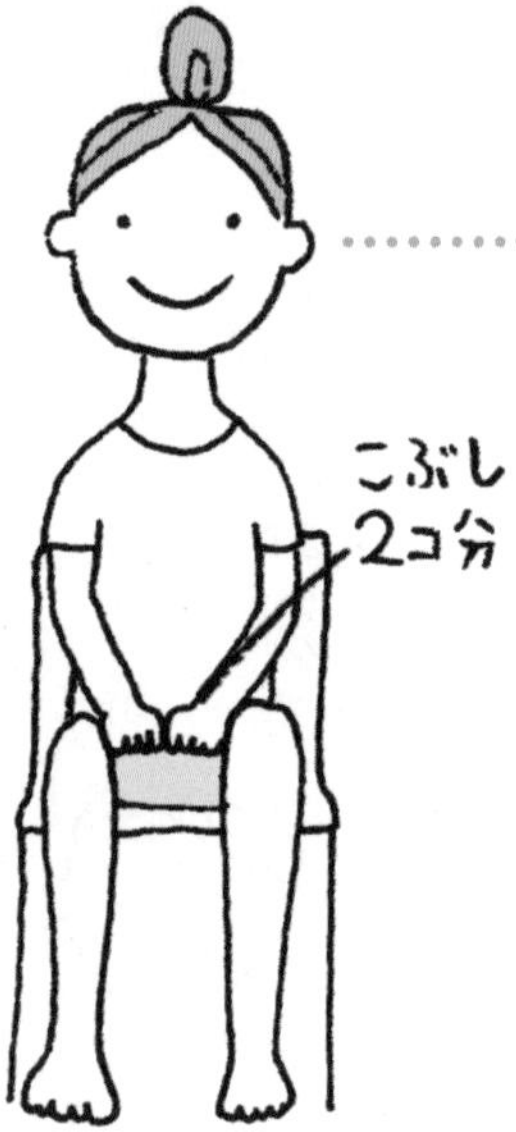

2

両足の親指を
床につけたまま、
小指だけを
床から持ち上げて、
ストンと下ろす。
これを2回繰り返す。

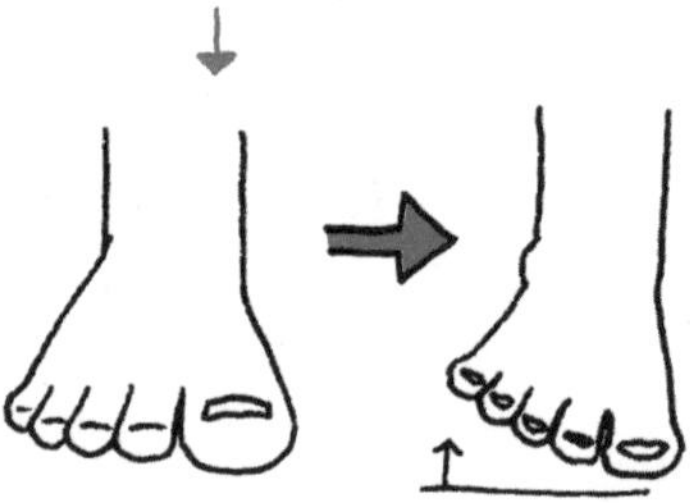

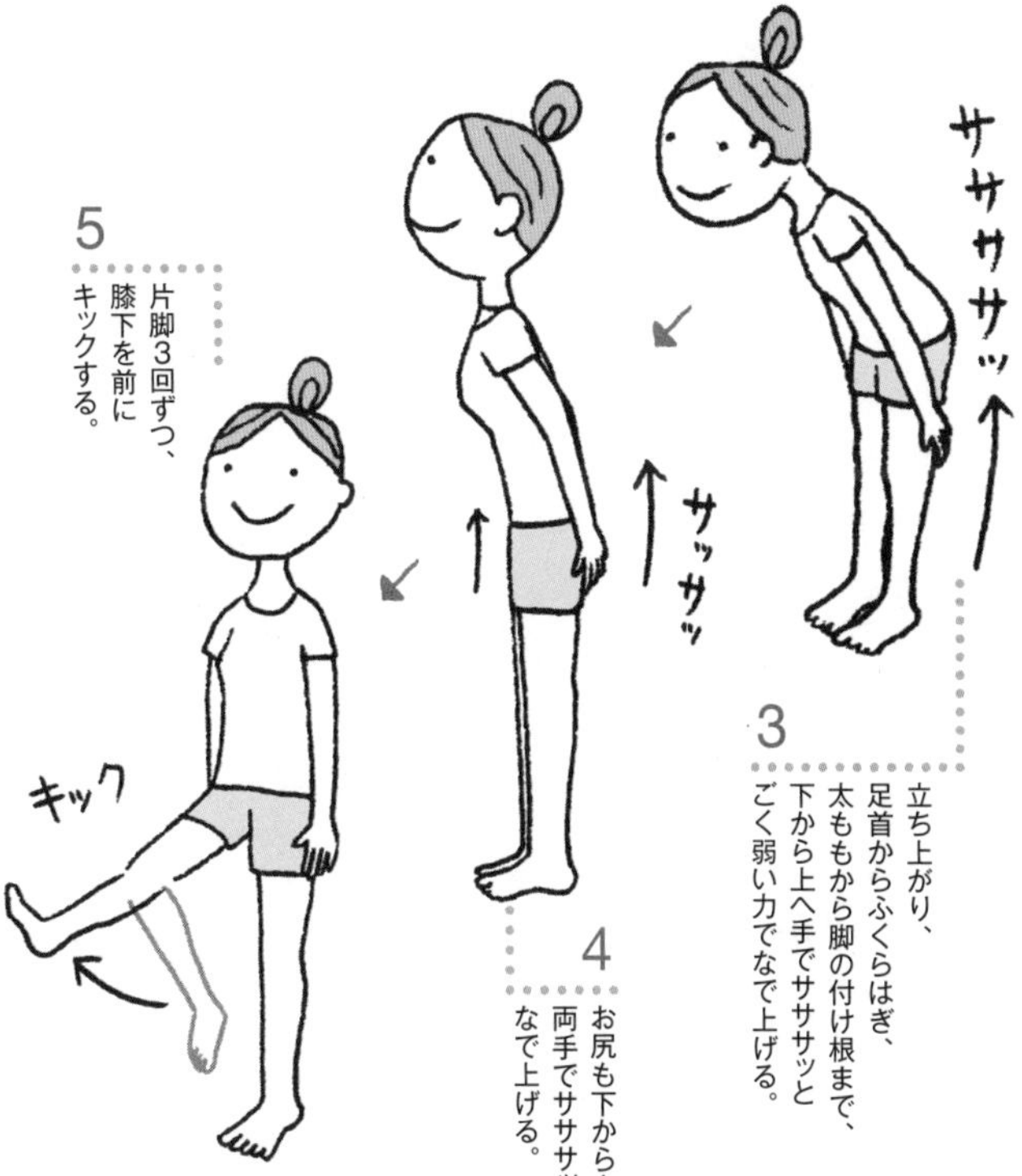

3
立ち上がり、足首からふくらはぎ、太ももから脚の付け根まで、下から上へ手でサササッとごく弱い力でなで上げる。

4
お尻も下から上へ、両手でサササッとなで上げる。

5
片脚3回ずつ、膝下を前にキックする。

POINT
小指を床から上げるとき、両膝の間隔が狭くならないように、太ももに力を入れます。脚をなで上げる力は、風がサッと当たった程度に、ごく弱くしましょう。

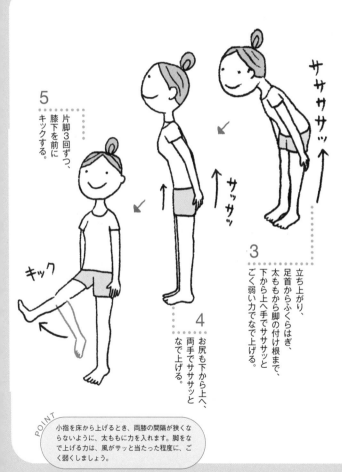

目の疲れに

長時間パソコンを見ていたときなどにぴったりの、眼精疲労に即効性のあるメソッドです。目の疲れがとれるだけでなく、目がパッと大きくなって顔の印象も変わります。

1

片手をおでこの片側半分に当てる。眉毛の上に小指がくるように。

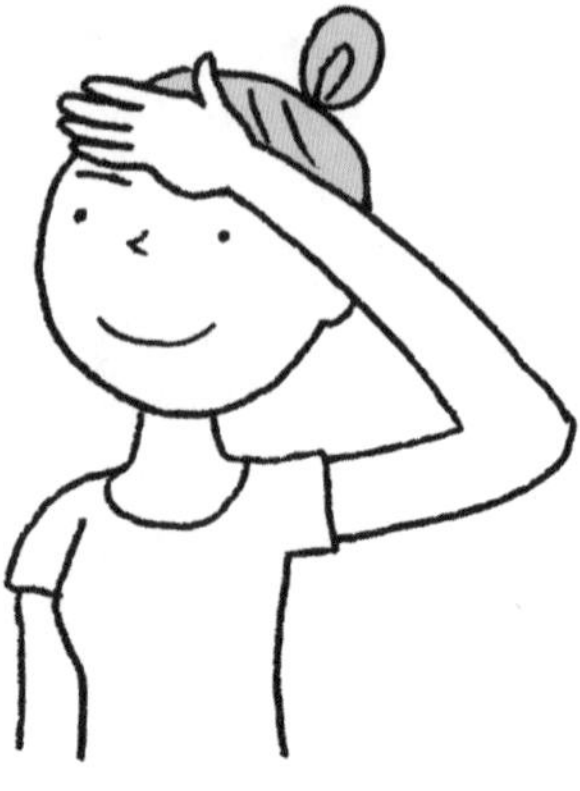

2

目頭が下がり、目尻が上がるように手を少しだけ傾ける。

3

斜め上方向を見ながら、空いているほうの手で4回、耳たぶを回す（105ページ「耳たぶ回し」参照）。

4

反対側も同様にする。

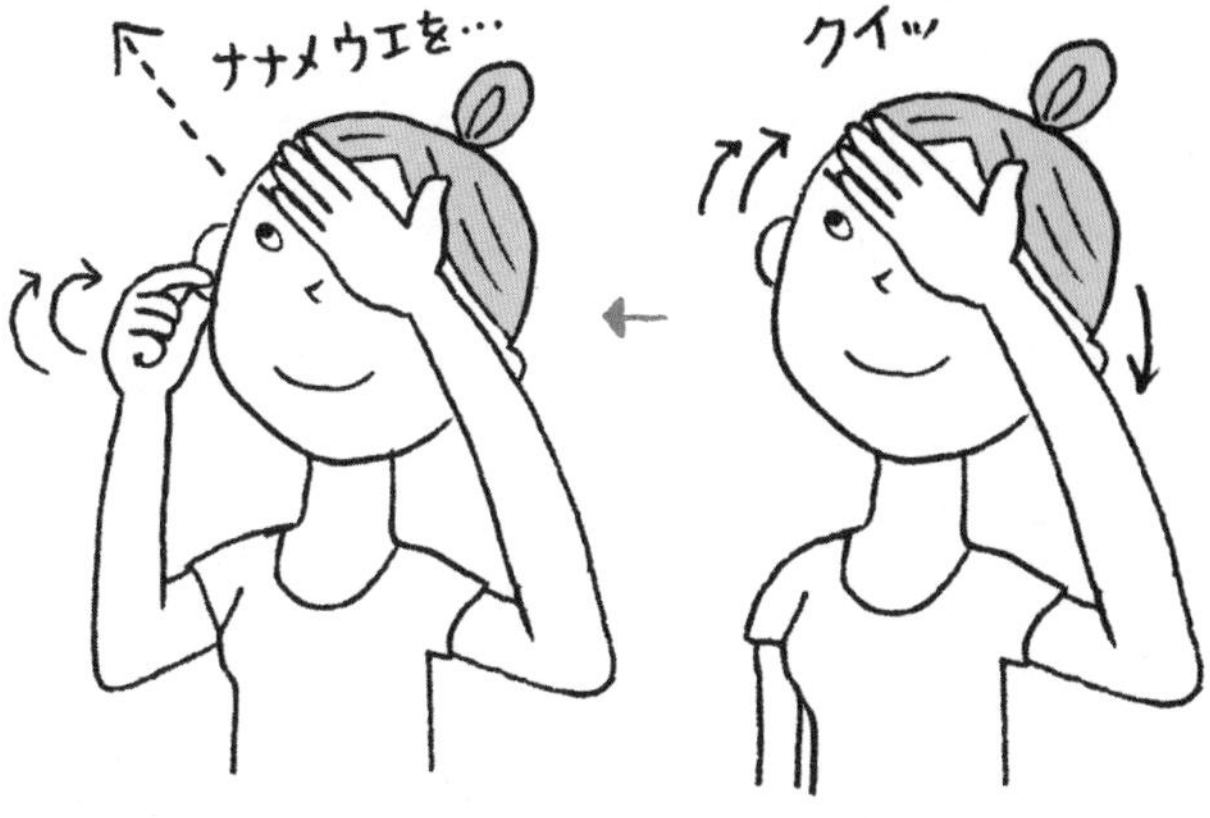

POINT

おでこのこめかみ側をやや引き上げながら耳たぶ回しをすることで、前頭筋と側頭筋をゆるめます。この2つの筋肉がゆるむと、自然と目尻が上がり、目を開けやすくなります。

鼻づまりに

花粉症や鼻炎などによるつらい鼻づまりなどの症状が軽減されるメソッドです。
鼻には触ることなく、
リンパの流れをよくします。

1

片方の鎖骨の付け根の下を反対側の手で触れる。

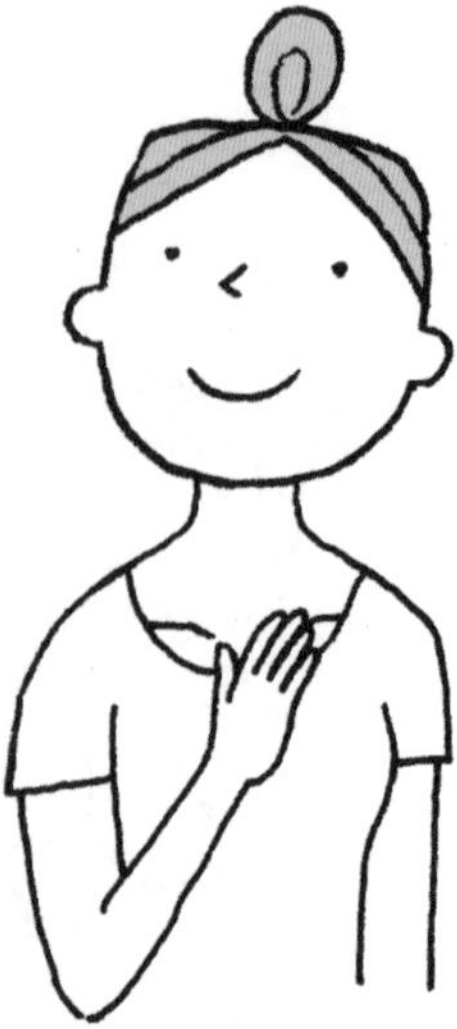

2

鎖骨に触れたまま
肘を垂直に曲げて
肩の位置まで上げ、
後ろに8回、回す。

3

反対側も
同様にする。
これを4セット繰り返す。

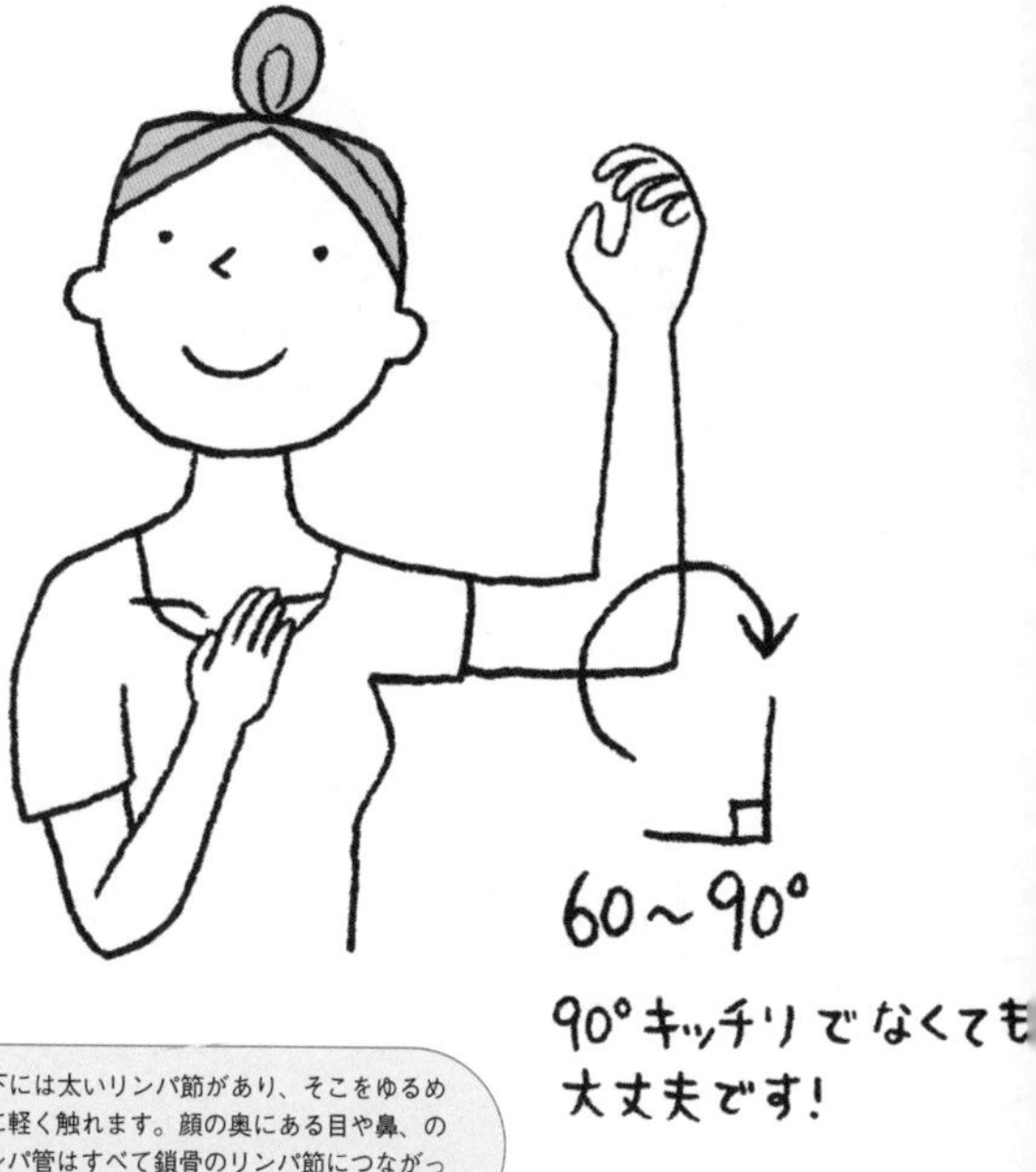
60〜90°
90°キッチリでなくても
大丈夫です！

POINT
鎖骨の下には太いリンパ節があり、そこをゆるめるために軽く触れます。顔の奥にある目や鼻、のどのリンパ管はすべて鎖骨のリンパ節につながっており、ゆるめることで鼻の通りがよくなります。

額と目尻のシワを防ぐ

年齢とともに気になるおでこと目尻のシワを、耳たぶ回しで効果的に予防します。
顔のシワがなくなれば、気持ちまで若々しく元気になれるので、
女性だけでなく男性にもおすすめしたいメソッドです。

1

片手の親指を
眉間に当て、
人差し指で
額のそりこみ部分を
やや引っ張り上げる。

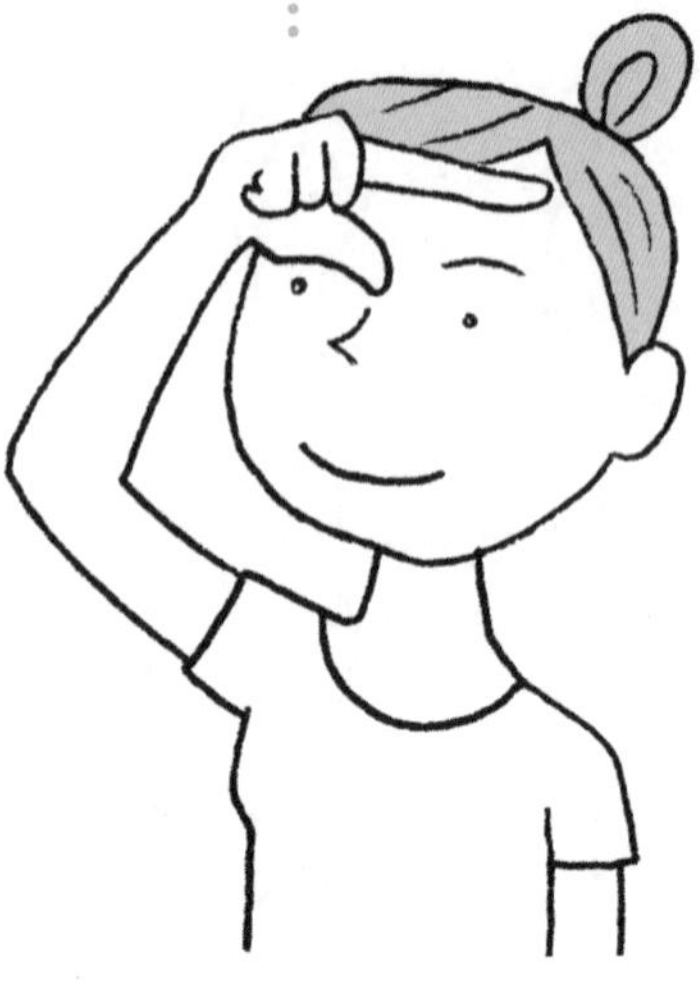

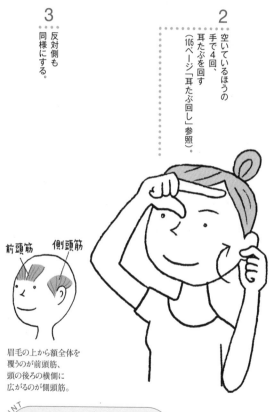

2
空いているほうの手で4回、耳たぶを回す（105ページ「耳たぶ回し」参照）。

3
反対側も同様にする。

眉毛の上から額全体を覆うのが前頭筋、頭の後ろの横側に広がるのが側頭筋。

POINT
眉間とそりこみ、耳で三角形をつくるイメージで手を添えます。前頭筋を引き上げて伸ばし、側頭筋で固定することで、額のたるみがなくなります。

ほうれい線を防ぐハッピーライン

口角がキュッと上がり、
ほうれい線が薄くなって
「ハッピー」になるメソッドです。
すぐに効果を実感でき、
毎日繰り返し行なうことで
小顔に近づいていきます。

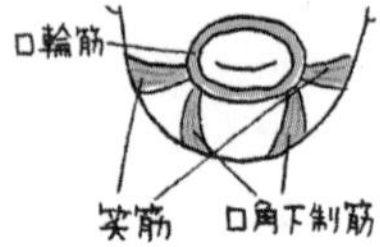

唇のまわりにあるのが
口輪筋。口角から顔の外側に
伸びているのが笑筋。
口角からあごに
伸びているのが口角下制筋。

1

ニッと笑って口角を上げ、
唇の端を反対側の
手の中指で軽く触る。

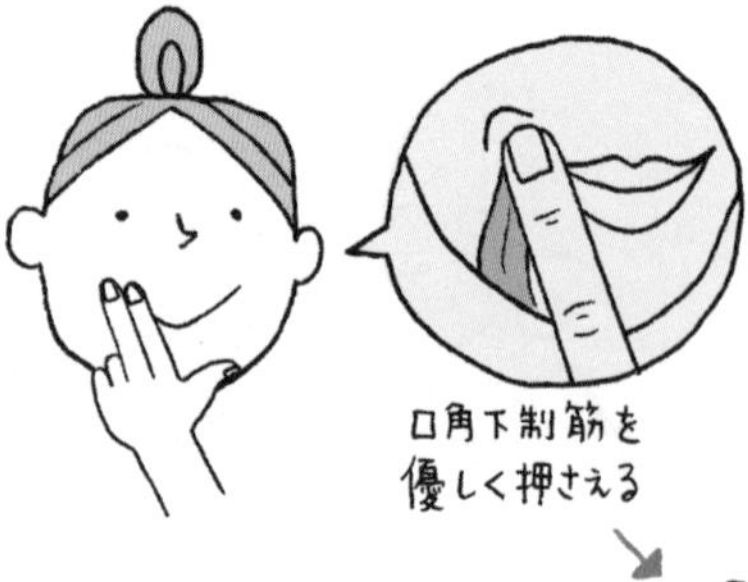

2

空いているほうの
手で4回、
耳たぶを回す
（105ページ「耳たぶ
回し」参照）。

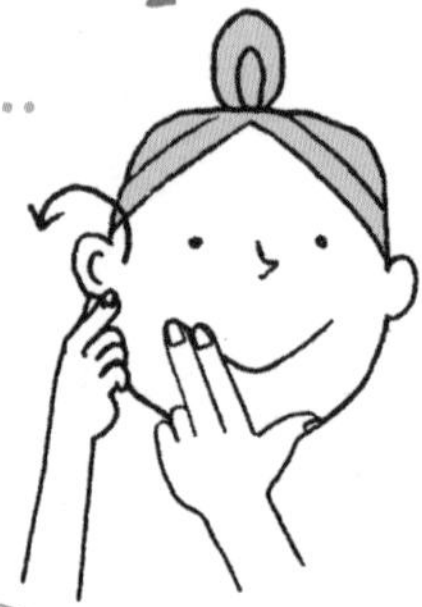

3

1、2を4セット繰り返す。
反対側も同様にする。

POINT

口輪筋の結び目を押さえたまま耳たぶを回すことで、笑筋、口角下制筋をゆるめます。口も歯も少し開けて、力を抜いて行なうのがコツです。

あとがきにかえて

年齢に希望をもてる未来を目指して

この本の最初に、なぜ歯医者の僕が肩こりの本を書いたのか？　という疑問を提示しました。その答えを、もう少し詳しくお話ししたいと思います。

僕は医師として毎日たくさんの患者さんと接していますが、「先生になんとかしてもらおう」「治してもらおう」という気持ちで来る方は、いまいち治療がはかどりません。「自分で治そう」「治したい」という気力がなければ、僕がいくらがんばって治療をしても、なかなか改善しないのです。だから、よく患者さんには「僕が治すんじゃないですよ、○○さんが自分で治すんですよ」とお話ししています。

ただ、「必ず良くなる」という希望をもてない方の場合は、「自分で治そう」という気力も湧いてきません。特に体のあちこちが痛くなったり、体力がなくなったりしている年配の方は、自分の体が今より良くなるなんてことを想像もできず、あきらめてしまっています。

そこで、「筋《きん》ゆる」を役立てていただきたいのです。「筋ゆる」の特徴は、すぐに筋肉が〝ふにゃふにゃ〟になるのを実感できること。そして、どこにも力を入れず短時間でできるから、筋力のない年配の方でも、子供でもできることです。

すぐに良くなるとわかっていれば、希望が湧いてきて、「もっと良くしたい」「もっと『筋ゆる』をしよう」となります。すると、「筋ゆる」の効果で体の状態が良くなり、さらに気力が湧いてくる……という好循環が生まれます。

希望をもっていれば、病気になっても気力を奪われません。それ以前に、病気を予防することもできます。実は、これこそが僕の目指していることなのです。

僕は、これからの医療はどんどん「予防医療」にシフトしていくべきだと考えています。みんなが病気を予防することができれば、医療費の削減につながるし、年齢を重ねることに希望をもてますよね。

人間の体は、自転車と同じで、手入れをしないで放ったらかしにしていると錆《さ》びついてきます。それは年配の方に限らず、すべての世代に言えることです。錆びついた自転車をいきなり動かせば壊れます。ストレッチも軽い運動でも体に負荷をかけてしまいます。まったく負荷をかけないで体の体液（水）を循環させてあげようというのが「筋ゆる」です。体の多くは水分でできており、水分を循環させてあげれば良いのです。

水を循環させるのに力はいりません。マッサージなどの圧力も必要がないのです。「筋ゆる」は、そんな錆びつきがちな体をメンテナンスし、病気を予防するのに役立つのです。

それを実践するのは、みなさん自身です。みなさんが、自分で自分の体を「良くしよう」と取り組み、僕たち医師はサポートをする。そういう医療の形が「常識」になることを目指して、僕はこの本を書きました。「常識」が変わるまで、腑に落ちるまで、ぜひ何度も何度も繰り返して読んでください。

僕はのべ2万人以上のプロ及びプロを目指す徒手療法家に指導を行なってきました。今、ゴッドハンドと呼ばれる「トップの治療家」は誰もが押したり揉んだり引っ張ったりはしていません。一流のプロはごくごく弱い力で組織を連携させるのです。

時代は仮面ライダーやウルトラマンといった強い力のヒーローではなく、ポケモンや鬼滅の刃、集まれ動物の森のように、弱い力の連携でゲームも社会も組織も細胞も、協調し拡張し成長し改善していくことが圧倒的に主流になりつつあります。

勝ち負けではなく、誰とも（病気や不調とも）戦わないで、よくなっていくことができるのです。

日本最大の治療家向け教材を販売する会社で、「さとう式の筋ゆる」は200名ものゴッドハンドと呼ばれる人の中でナンバー1になりました。ナンバー2も、うちにいたインストラクターです。

プロの世界では弱い力での筋肉をゆるめる技術は常識になりつつあります。

そして、これらは数年で一般の人の常識に変わってくるでしょう！

また変わりつつあります。日本発世界に広がり世界の常識になることを切に願います。

この本が、世の中の常識を変える足がかりになることを願っています。それにより、「筋ゆる」が多くの人の助けになれば、これ以上嬉しいことはありません。

佐藤青児

※編集部注

本書に出てくる動画は下記URLからご覧いただけます。

パスワードはすべて　shodensha　です。

片手バンザイ筋ゆる（50ページ）　https://vimeo.com/497931220

美首筋ゆる（54ページ）　https://vimeo.com/497931173

キラパタ体操（86ページ）　https://vimeo.com/497931073

みぞおち体操（90ページ）　https://vimeo.com/497930889

シェー体操（116ページ）　https://vimeo.com/497930702

祥伝社黄金文庫

肩《かた》こりは10秒《びょう》で治《なお》る

令和3年2月20日　初版第1刷発行

著　者　佐藤青児《さとうせいじ》
発行者　辻　浩明
発行所　祥伝社《しょうでんしゃ》
〒101－8701
東京都千代田区神田神保町3－3
電話　03（3265）2084（編集部）
電話　03（3265）2081（販売部）
電話　03（3265）3622（業務部）
www.shodensha.co.jp
印刷所　萩原印刷
製本所　ナショナル製本

ISBN978-4-396-31799-7 C0177